100세 건강을 기원하며

_____ 님께 드립니다.

KBS 生老病死 생로병사의 비밀 10년의 기록

癌암 중中 모摸 색索
암을 이긴
사람들의 비밀

KBS 生 老 病 死
생로병사의 비밀 10년의 기록
癌 중 모 색, 암을 이긴 사람들의 비밀

펴낸날 초판 1쇄 2012년 1월 20일 ㅣ 초판 19쇄 2025년 6월 20일

지은이 KBS 〈생로병사의 비밀〉 제작팀

발행인 임호준
출판 팀장 정영주
편집 조유진 김경애 박인애
디자인 김지혜 ㅣ **마케팅** 이규림 정서진
경영지원 박정식 유태호 신혜지 최단비 김현빈

기획 나정애
인쇄 도담프린팅

펴낸곳 비타북스 ㅣ **발행처** (주)헬스조선 ㅣ **출판등록** 제2-4324호 2006년 1월 12일
주소 서울특별시 중구 세종대로 21길 30 ㅣ **전화** (02) 724-7664 ㅣ **팩스** (02) 722-9339
포스트 post.naver.com/vita_books ㅣ **블로그** blog.naver.com/vita_books ㅣ **인스타그램** @vitabooks_official

ⓒ KBS 〈생로병사의 비밀〉 제작팀, 2012

ISBN 978-89-93357-69-1 13510

비타북스는 독자 여러분의 책에 대한 아이디어와 원고 투고를 기다리고 있습니다.
책 출간을 원하시는 분은 이메일 vbook@chosun.com으로 간단한 개요와 취지, 연락처 등을 보내주세요.

비타북스 는 건강한 몸과 아름다운 삶을 생각하는 (주)헬스조선의 출판 브랜드입니다.

KBS 生 老 病 死
생로병사의 비밀 10년의 기록

癌 중 모 색
암 中 摸 索

암을 이긴
사람들의 비밀

KBS 〈생로병사의 비밀〉 제작팀 지음
허완석 엮음 | 정현철 감수

비타북스

10주년을 맞이한
〈생로병사의 비밀〉을 책으로 내며

시청자가 뽑은 좋은 프로그램, KBS 방송문화연구소의 공영성 평가 지수 1위…. 과분하게도 최근 수년에 걸쳐 〈생로병사의 비밀〉에 주어진 영광의 평가들이다. 2002년 10월 29일 첫 방송을 시작으로, 〈생로병사의 비밀〉이 올해로 10년째를 맞았다. 그동안 수많은 시청자들의 성원과 사랑이 있었기에 〈생로병사의 비밀〉은 이제 우리나라를 대표하는 국민건강 프로그램으로 우뚝 서게 되었다고 감히 자부해 본다.

사실 살아 있는 생명은 축복이자 경이로움, 그 자체다. 그 어느 생물이든 살아 있다는 사실 자체만으로도 위대하지 않을 수 없고, 인간 또한 약 60조 개에 이르는 세포들이 유기적으로 기능해야 온전한 생물로서 건강을 유지할 수 있는 것이다. 하지만 이게 결코 쉬운 일은 아니다. 그렇기에 누구에게나 건강은 최고의 관심사 중 하나가 아닐 수 없다. 하지만 일상에 차고 넘치는 갖가지 건강 정보는 오히려 혼란을 야기하기도 한다. 〈생로병사의 비밀〉에서는 이러한 건강 정보의 홍수 속에서 항상 정확하고 신뢰할 만한 정보를 제공하고자 노력해왔고, 그런 노력이 있었기에 시청자들의 한결같은 신뢰와 사랑을 받을 수 있었던 게 아닌가 싶다.

최근 〈생로병사의 비밀〉이 방송 10년째를 맞아서 기획했던 세 권의 책 중 이번에 마지막 책인 『癌중모색, 암을 이긴 사람들의 비밀』을 선보이게 되었다. 앞서 두

권의 책이 100세 건강을 위한 기본적인 정보와 음식에 관한 내용이었다면, 이번 책은 한국인 사망 원인의 첫 번째를 차지하는 공포의 질병 '암'에 대한 내용이다. 더 이상 암은 기적을 바라야 하는 불치의 병만은 아니다. 이 책의 목차에 잘 정리된 것처럼 '제대로 먹고, 운동하고, 치료하고, 긍정의 마음가짐'으로써 얼마든지 완치가 가능한 경우가 많다. 그간 많은 연구를 통해 밝혀졌듯이 암은 가족력 등의 유전적 요인보다는 잘못된 생활습관의 오랜 축적을 원인으로 할 뿐만 아니라 꾸준한 치료와 관리를 필요로 한다는 점에서 '일종의 만성질환'이다. 지레 겁을 먹고 우왕좌왕하는 실수를 범하기보다 '암과 친구가 된다.'는 마음으로 차분하고 냉정한 대응이 필요하다고 본다. 여전히 암이 극복하기 어려운 난공불락의 영역을 우리에게 과제로 남겨놓고 있는 건 사실이지만, 다시 강조하거니와 올바른 치료와 섭생, 적절한 운동과 더불어 조기검진만으로도 대부분의 암을 예방하거나 완치할 수 있다는 희망을 이제는 얘기해도 좋을 듯하다.

이 책의 모든 내용은 그동안 〈생로병사의 비밀〉 프로그램 제작에 참여한 PD와 작가를 비롯한 수많은 제작진들의 노고와, 방송에 기꺼이 참여해주신 여러 전문가들과 환우분들의 적극적이고도 헌신적인 협조에 전적으로 기인한 소중한 결과물이다. 방송이기에 가질 수밖에 없었던 '일회성'이라는 태생적 한계를 극복하고 일상에서 무시로 펼쳐볼 수 있는 건강 지킴이로서 역할을 했으면 하는 마음이 간절하다. 앞으로도 〈생로병사의 비밀〉은 공영방송 KBS를 대표하고 나아가 대한민국을 대표하는 최고의 건강 프로그램으로서 '건강'이라고 하는 '최고의 행복이자 축복'을 모든 분들과 함께 나눌 것이다.

〈생로병사의 비밀〉 허완석 CP

올바른 지식과 희망으로 무장하면
암은 충분히 이길 수 있다

　암환자들은 진단과 치료를 받는 동안 크게 세 번의 충격을 받는다. 먼저, 암이
라는 진단을 통보받았을 때, 환자들은 당사자가 아닌 이상 누구도 감히 표현할 수
없을 정도로 큰 충격과 불안감에 휩싸인다. 이러한 불안감으로 환자와 그 가족들
은 공포 속에서 방황을 하게 된다. 두 번째는 치료가 끝났을 때다. 환자는 갑자기
가족과 의료진의 관심 밖으로 밀려나는 느낌과 함께 극도의 외로움에 시달리게 된
다. 그리고 마지막으로 10년 이상 암이 재발하지 않고 잘 지냈지만, 그때쯤에는 체
력이 떨어지고 직장에서 은퇴를 하며 주위의 친구와 가족들도 떠나면서 공허함과
허무함을 느끼게 된다.

　이렇듯 암환자들은 치료기간과 치료가 끝난 후 신체적인 고통과 함께 정신적인
고통도 자주 느낀다. 때문에 암환자들의 신체적, 감정적인 변화를 주위에서 올바
르게 도와줄 수 있는 정보와 시스템이 필요하고, 이런 노력들의 일환으로 이제는
암 치료만 시행하는 단계를 벗어나, 정신적인 충격도 치유하고 관리하는 시대로
접어들었다.

　그런데 인터넷에 떠도는 근거 없는 정보들과 이것을 가지고 시행하는 자가진단,
의학적 증거가 없는 속설들은 환자와 가족의 마음을 두 번 아프게 할 뿐만 아니라,
심한 경우에는 치료까지 방해해 한 번뿐인 치료 기회마저 놓치게 한다. 예를 들면,
적절한 식단은 신약 한 가지나 신기술 한 가지보다 더 효과적으로 암을 치료하는

데 도움이 되지만, 우리나라에서는 정상인의 암 예방을 위한 식단이 암을 치료하는 동안이나 암 치료가 끝난 후 회복 중인 환자들에게 마구 혼용될 뿐 아니라, 거꾸로 시행되어 치료에 방해가 되는 경우가 흔하다.

이런 일들이 벌어지는 것은 암에 대한 정보가 없기 때문이 아니라 오히려 정보들이 너무 많아 잘못된 정보까지 난립하고 있기 때문이다. 정보의 홍수 속에서도 정작 환자와 가족에게 꼭 필요한 올바른 정보는 찾을 수 없어 치료의 선택과 치료 과정에서 환자와 의료진 모두 어렵게 만들고 있는 것이 현실이다.

이러한 상황에서 『癌중모색, 암을 이긴 사람들의 비밀』이 발간됨은 매우 시의적절하다고 생각한다. 지난 10년 동안 〈생로병사의 비밀〉은 사례와 실험, 국내외 유명 전문가들의 연구 결과와 조언을 통해 정확하고 검증된 건강 정보들을 일반인의 눈높이에 맞춰 알기 쉽게 전달해왔다. 이 책 『癌중모색, 암을 이긴 사람들의 비밀』은 그런 〈생로병사의 비밀〉의 방송 중에서도 암에 관한 방송들만 추린 후에 음식과 운동, 치료, 마음 등의 네 가지 주제로 나눠 암 완치를 위한 유용한 방법들을 올바르게 소개하고 있어, 암환자들이나 암환자를 둔 가족들에게 커다란 도움이 될 만하다.

암은 이제 막연하게 두려워할 병이 아니고 올바른 지식과 희망으로 무장하고 전투를 하면 충분히 승산이 있는 게임이 되고 있다. 지난 10년 동안 암 진단과 치료, 기술과 연구는 눈부시게 발전하였다. 『癌중모색, 암을 이긴 사람들의 비밀』이 지난 10년간을 정리하면서 향후 10년을 계획하는 연결고리의 역할을 할 수 있기를 기대한다. 누군가는 암환자들이 정말로 알고 싶어 하는 궁금증에 대해 답을 해야 하는데, 『癌중모색, 암을 이긴 사람들의 비밀』이 그분들을 위한 올바른 목소리가 되기를 바란다.

세브란스병원 연세암센터 정현철 원장

Contents

Part 1

식이요법으로 암을 이긴 사람들

암중모색, 먹어야 산다!

Part 2 운동으로 암을 이긴 사람들
암중모색, 움직여야 산다!

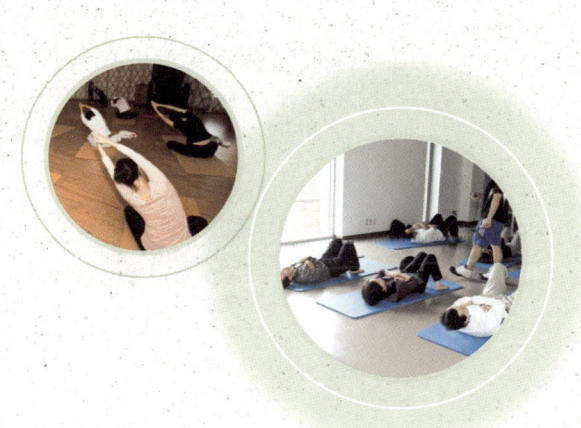

Part 3

병원치료로 암을 이긴 사람들

암중모색, 치료해야 산다!

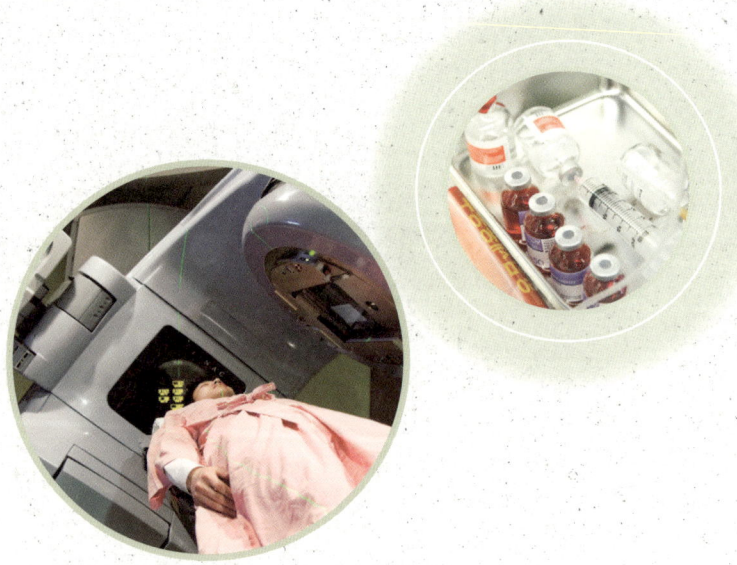

일러두기

* 이 책에 등장하는 시례자들의 이름은 일부 가명으로 표기했습니다.
* 책에 표시된 사례자의 나이와 Doctor says에 등장하는 의사들의 소속은 방송 시점을 기준으로 합니다.

癌 중 모 색,

음식은 암이 발생하고 성장하는 과정에서 여러 가지 역할을 한다. 어떤 음
식은 암의 발생과 성장을 촉진하고 어떤 음식은 발병한 암을 억제하고 치료
한다. 음식만 잘 먹어도 암 발병 확률을 확 줄일 수 있는 것이다. 암을 치료
하는 과정과 치료 후 건강관리 기간에는 각각 어떤 음식을 먹느냐에 따라 음
식이 전혀 다른 역할을 한다. 항암식단에 빠지지 않고 등장하는 현미와
콩, 그리고 과일과 채소가 어떤 작용으로 암의 예방과 치료 과정에서
도움이 되는지, 항암치료 중과 치료 후 어떻게 식단을 꾸려야 효과적
인지 살펴본다.

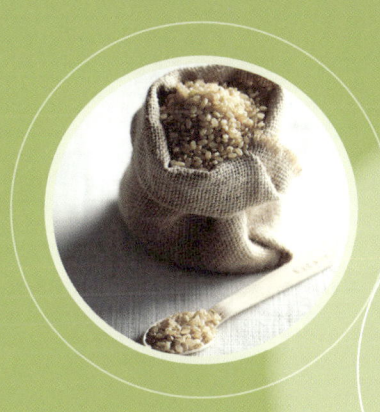
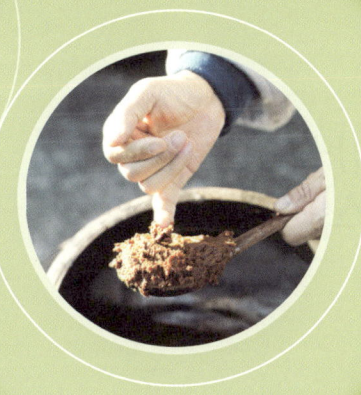

Part 01 식이요법으로 암을 이긴 사람들
먹어야 산다!

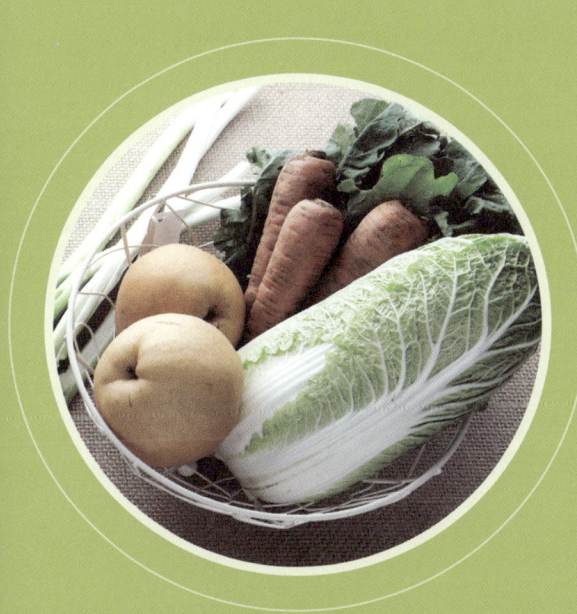

암을 이긴
식탁의 비밀

　　　　　　　암이 식습관과 깊은 연관이 있다는 것은 이
미 잘 알려진 사실이다. 하와이로 이민 간 일본인들을 몇 대에 걸쳐 조
사해보니, 일본 본토의 일본인들이 잘 걸리던 위암 발생률은 많이 줄어
들고 미국 현지 백인들이 잘 걸리는 대장암과 유방암의 발생률은 백인
들과 비슷한 수준으로 증가했다는 결과가 나왔다. 국내 암환자의 발병
추세도 마찬가지다. 예전에는 짜고 자극적인 음식이 주가 되는 우리 전
통 음식의 영향으로 위암의 발병률이 높았으나 근래 들어서는 서구식
식습관의 영향으로 대장암과 직장암, 유방암, 전립선암 등 고지방식이
원인이 되는 암의 발병률이 급격히 증가하고 있다.

암 종류	백만명당 연간 발생수		
	일본 본토인	하와이 거주 일본인	하와이 거주 백인
위암	1,331	397	217
대장암	78	371	368
유방암	335	1,221	1,869

암 발생률 비교

이렇게 암의 발병과 성장에 식습관이 큰 영향을 미치는 것처럼, 암을 치료하고 재발을 예방하는 데에도 식습관은 중요한 역할을 한다.

이제부터 음식이 암의 발생과 치료에 어떤 영향을 미치는지, 암을 이긴 사람들은 어떤 음식으로 식단을 꾸려 암을 이겨냈는지 알아보도록 하자.

암을 이기기 위해 식탁을 바꿨다

지난 2003년 제약회사를 다니던 이영환(64) 씨는 몸에 이상을 느끼고 병원을 찾았다가 청천벽력 같은 소리를 들었다. 대장암 3기. 한 번도 생각해보지 못했던 상황이 이영환 씨에게 벌어진 것이다. 개복해서 대장의 12cm를 잘라내고 전이를 살피는 등 큰 수술이 이어졌다.

대장암 발병 전 제약회사에서 근무했던 이영환 씨는 11년간 지방에서 가족과 떨어져 혼자 살았다. 불규칙한 식사에 매일 회식이 이어지는

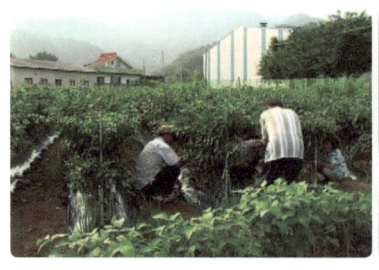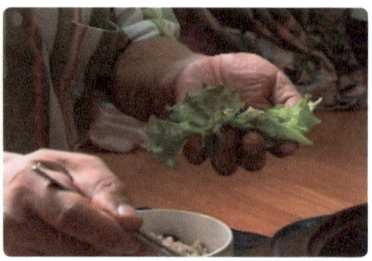

얼마 전부터 부인과 함께 텃밭에서 과일과 채소를 키우고 있는 이영환 씨. 텃밭에서 직접 키운 신선한 제철 채소로 식사를 하고 있다.

생활이었다. 그러다보니 채소와 과일은 거의 먹지 못했고, 이런 생활이 대장암을 일으켰다고 이영환 씨는 믿고 있다.

"채소라도 먹으면 좋은데 자취하는 사람은 그러기가 쉽지 않습니다. 사 먹지 그러냐 싶지만 실제로 행동에 옮기기가 굉장히 힘듭니다. 밥 한 공기 먹을 때면 김치나 멸치를 찍어 먹었어요. 식이섬유 채소를 못 먹었지요. 순 억지로 병을 만든 겁니다."

지금은 재발이나 전이 없이 완치된 상태로 약국을 운영하며 건강을 유지하고 있지만, 이영환 씨는 일곱 차례에 걸친 고통스러운 항암치료 과정을 견뎌내야 했다. 또한 암의 재발을 막기 위해 식생활마저 완전히 바꿨다. 반찬은 모두 신선한 제철 채소를 재료로 하며 설탕, 소금, 조미료는 일체 쓰지 않고 시골에서 직접 만든 간장과 참기름, 매실액으로 심심하게 간을 한다.

얼마 전부터 신선한 제철 채소를 먹기 위해 직접 텃밭을 가꾸기 시작한 이영환 씨 부부. 친환경 채소를 맘껏 얻을 수 있는데다, 자연스레 운동도 돼 일석이조의 효과를 보고 있다. 건강을 잃고 나서야 알게 된 건강의 소중함, 힘든 시간을 이겨낸 이영환 씨는 자연이 준 건강한 채소와 과일로 제2의 인생을 꾸려가고 있다.

"내가 대장암 3기를 앓고 나서 보니까 음식의 중요함을 새삼 절실히 느끼겠더라고요. 평소에 녹황색 채소라든지 과일 같은 걸 조금만 먹었더라면 이 고생을 안 해도 되지 않았을까 하는 생각을 절실히 하고 있습니다."

경기도 안산에서 미술관을 운영하며 그림을 그리는 노년의 김문규(76) 화백도 암과 싸우기 위해 식단을 통째로 바꾼 사람이다. 건강한 지금의 모습에서는 흔적조차 찾기 쉽지 않지만, 사실 그는 50대 후반이던 20여 년 전에 진행성 위암 판정을 받았던 암환자다. 위는 물론 주변의 임파선과 간까지 전이된 4기 위암. 위암 수술을 받더라도 5년 이상 살 수 있는 확률이 10~20%, 최대로 잡아도 30%를 넘지 않는다는 의사의 진단이 있었을 만큼 그가 살 수 있을 가능성은 희박했다.

"그 당시를 가만히 생각해보면, 제가 짜고 자극적인 음식을 좋아하고 담배를 많이 피웠던 것, 그런 것들이 암을 가져왔던 원인이 아닌가 싶어요."

김 화백은 스트레스와 함께 하루 두 갑씩 피우던 담배와 짜고 자극적인 음식을 좋아하던 식습관이 암을 불러온 것이라고 추측하고 있다. 위의 3분의 2를 잘라내고 간의 일부분도 잘라내는 대수술을 받고난 김 화백은 그동안 좋아하던 짜고 자극적이던 식단을 완전히 바꿨다. 대신 심심하게 무친 나물반찬에 현미와 차조, 수수를 넣고 지은

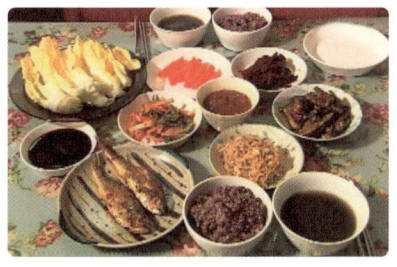

김문규 화백은 위암 진단 이후 채소와 된장, 현미 위주로 식단을 바꿨다.

현미잡곡밥과, 냄새가 싫다는 이유로 평생 가까이 하지 않았던 된장국이나 된장찌개, 쌈된장 등 된장요리를 빼놓지 않고 먹었다.

현재 김 화백의 상태는 어떨까? 위내시경을 통해 본 수술 부위는 깨끗이 아물었고, 전이나 재발도 없는 상태다. 힘겨운 확률을 뚫고 살아남은 것이다. 김 화백은 식탁의 변화가 진행성 암 판정을 받고도 벌써 20여 년 가까이 건강하게 지낼 수 있게 한 삶의 원동력이라고 여기며 오늘도 바꾼 식단을 고집하고 있다.

암을 발생시키고 암을 치료하는
음식의 두 얼굴

생존을 위해 식탁을 바꿨다고 말하는 이영환 씨와 김문규 화백, 그들이 먹은 음식은 암을 발생시키기도, 암을 치료하기도 했다. 어떻게 음식은 이와 같은 이중성을 보이는 것일까. 우선 암이란 무엇이며 왜 발생하는지부터 알아보자.

〈생로병사의 비밀〉 제작진은 현미경을 통해, 세포의 분열과정을 지켜보기로 했다. 일반적으로 세포는 필요한 경우에만 두 개로 분열된다. 유전자에 문제가 생기면 일단 복구를 시도하고, 복구가 안 될 경우에는 스스로 파괴되어 사멸된다. 하지만 이러한 분열조절기능에 문제가 생기면 비정상적인 분열이 일어나게 되고, 이런 세포는 암세포가 될 가능성이 높다.

암은 오랜 시간 여러 단계를 거쳐 발생한다. 활성산소와 같은 발암물질이 침입해 세포 속 유전자에 돌연변이를 일으키는 것이 그 첫 단계로, 하루에도 약 5,000개에 가까운 세포가 발암물질에 의해 돌연변이를 일으킨다. 이때 거의 대부분의 돌연변이 세포는 우리 몸의 면역체계에 의해 사라지지만, 강한 발암환경에 지속적으로 노출되면 돌연변이 세포가 이상증식을 시작해 종양을 형성하기 시작한다.

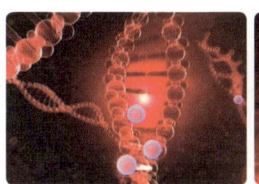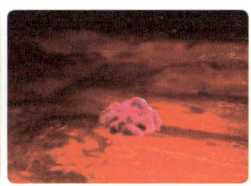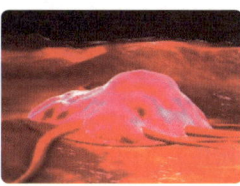

지속적이고 강한 발암환경에 노출된 돌연변이 세포는 이상증식을 시작해 악성종양을 형성하고 이 악성종양은 영양분과 산소를 보급할 새로운 혈관을 만들며 전이능력을 가진다.

이후 유전자 변이가 계속해서 축적되면 종양의 악성화가 이뤄지고, 세포는 무한 분열함과 동시에 영양분과 산소를 보급할 새로운 혈관을 만들며 다른 장기를 침범할 전이능력을 가진다. 이것이 바로 암이다. 모든 암은 이러한 여러 단계를 거치며 발생하고 성장한다.

이렇게 암이 발생하고 성장하는 과정에서 음식은 발암물질이 되어 암을 발생시키기도 하고 여러 단계에 걸쳐 암을 억제하고 치료하기도 한다. 다시 말해 암의 발생부터 성장, 소멸에 이르기까지 음식과 암은 떼려야 뗄 수 없는 관계를 형성하고 있는 것이다.

예를 들면 고기를 즐겨 먹는 경우에는 조리과정에서 생성되는 헤테로사이클릭아민 같은 발암물질에 의해 체내에 돌연변이 세포가 생겨 암의 발병이 시작되고, 고지방식을 즐길 경우에는 체내에서 암세포의 성장을 차단하는 아디포넥틴의 분비가 줄어들어 암의 성장을 적절히

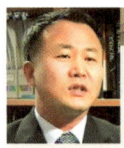

제어하지 못하는 등 악영향을 받는다. 반대로 과일과 채소에 들어 있는 파이토케미컬은 암세포의 성장을 차단하는 단백질을 자극해 암세포를 스스로 죽게 만들고, 혈관 생성을 차단해 암세포가 자라는 것을 억제하는 동시에 다른 부위로의 전이도 막아준다.

이렇게 암의 발생과 성장 과정에서 다양한 역할을 하는 음식. 이제부터 직접 실험을 통해 식품의 항암기전을 자세하게 들여다보도록 하자.

식품의
항암기전

숙명여자대학교 약학과 양미희 교수팀은 항암성분이 많다고 알려진 녹즙이 발암물질을 어떻게 배출시키는지를 규명하기 위해 다음과 같은 실험을 진행했다. 먼저 실험에 참여한 사람들에게 암을 유발하는 것으로 알려진 태운 고기를 먹인 뒤, 첫날은 녹즙을 마시도록 하고 소변을 통해 배출되는 발암유발물질의 양을 측정했다. 그리고 사흘 후, 이번에는 태운 고기를 먹이고 녹즙과 유사한 가짜 녹즙을 마시게 한 뒤 발암유발물질의 배출량을 측정했다.

그 결과 가짜 녹즙을 마셨을 때는 발암유발물질이 48시간이 지날 때

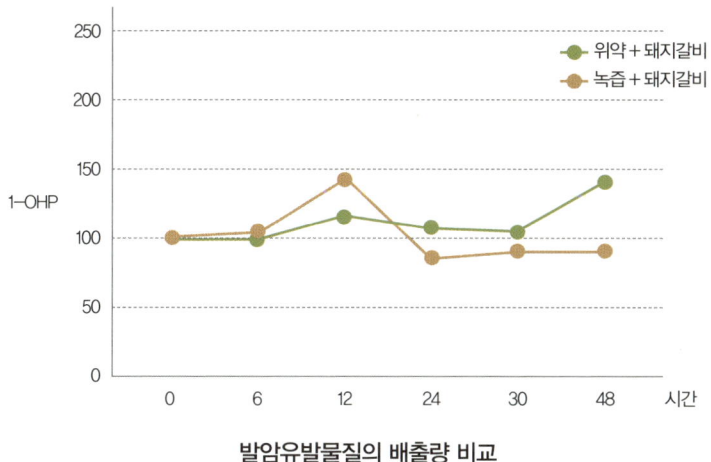

발암유발물질의 배출량 비교

까지 천천히 몸 밖으로 배출되었지만 진짜 녹즙을 마셨을 때는 발암유발물질의 배출량이 12시간 후면 최고조에 이르렀다. 즉, 녹즙이 발암유발물질을 몸 밖으로 신속하게 밀어내는 작용을 했음을 알게 된 것이다.

식품이 지닌 항암성분을 증명한 또 다른 실험도 있다. 서울대학교 약학과 서영준 교수팀은 마늘이 염증과 종양을 억제하는 효과가 있다는 것을 밝혀냈다. 위염, 간염, 장염 등 몸 안의 염증은 전체 암 발생의 10% 이상을 차지하는 주요 발병 원인 중 하나다. 예를 들어 몸 안에 염증이 생겼다고 해서 100% 암으로 발전하는 것은 아니지만 염증을 일으키는 콕스2라는 효소가 돌연변이 세포의 증식을 일으켜 종양을 유발하게 되고, 암의 발생을 가속화시키게

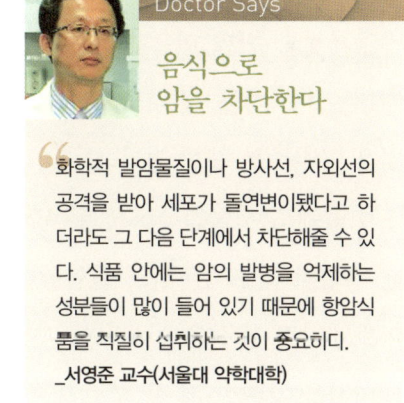

Doctor Says

음식으로 암을 차단한다

"화학적 발암물질이나 방사선, 자외선의 공격을 받아 세포가 돌연변이됐다고 하더라도 그 다음 단계에서 차단해줄 수 있다. 식품 안에는 암의 발병을 억제하는 성분들이 많이 들어 있기 때문에 항암식품을 직접 섭취하는 것이 중요하다.
_서영준 교수(서울대 약학대학)

되는 것이다.

이런 염증을 어떻게 마늘이 제어하는 것일까? 서 교수팀은 쥐에게 위염을 일으키는 헬리코박터파일로리균을 주입한 다음 한 달간 짠 음식을 먹게 했다. 한 달 후 실험용 쥐의 위에 붉은 염증반응이 나타났다. 위염이 발생한 것이다. 다음으로 서 교수팀은 위염이 발생한 쥐에게 짠 음식과 함께 마늘 성분을 먹여보았다. 결과는 어떠했을까? 놀랍게도 마늘을 투여하자 위염이 눈에 띄게 줄어들었고, 특히 마늘을 많이 먹인 쥐는 헬리코박터파일로리균에 감염되지 않은 평범한 쥐와 비슷한 상태를 보였다. 마늘이 쥐의 위염 증세를 완화시킴으로써 나아가 위암 발생까지도 억제할 수 있다는 가능성을 보인 것이다.

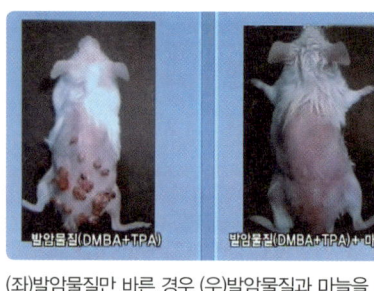

(좌)발암물질만 바른 경우 (우)발암물질과 마늘을 바른 경우

서 교수팀은 마늘의 성분이 피부암에 탁월한 효과를 보인다는 사실도 밝혀냈다. 정상인 쥐의 피부에 발암물질을 바르고 사육하면 쥐의 피부에 20개 이상의 종양 덩어리가 생기지만, 발암물질과 함께 마늘진액을 바른 경우에는 종양이 거의 자라지 않았던 것이다. 마늘 성분인 알리신(DATS)이 암을 화학적으로 예방한다는 것을 알려주는 실험 결과다.

이밖에도 서영준 교수팀은 과일과 채소를 섭취했을 때 암세포가 어떤 변화를 일으키는지도 실험했다. 브로콜리, 포도 등의 색소성분인 파이토케미컬 물질을 암세포에 투여하고 관찰한 결과, 놀랍게도 파이토케미컬을 투여한 지 만 하루 만에 암세포가 죽기 시작했다.

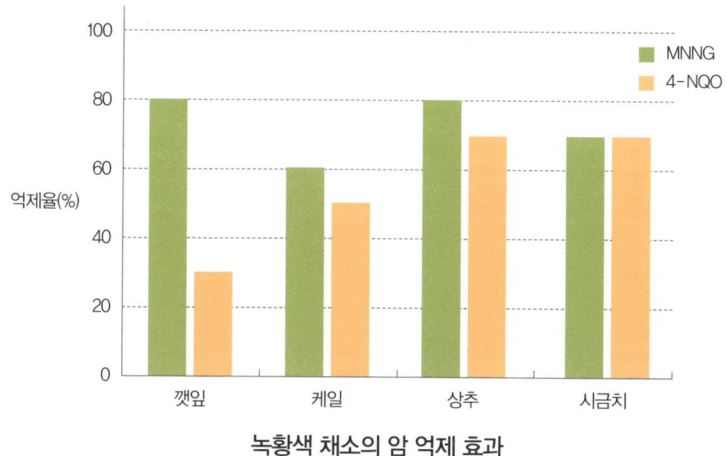

녹황색 채소의 암 억제 효과

또 부산대학교 식품영양학과 박건영 교수팀은 흔히 먹는 깻잎, 시금치, 케일 등 대표적인 녹황색 채소의 암 예방 효과가 어느 정도인지 실험을 통해 알아봤다. 정상세포에 돌연변이를 유발하는 물질을 넣고, 녹황색 채소에서 추출한 파이토케미컬 물질을 투여했다. 실험 결과, 각 채소마다 수치에는 조금씩 차이가 있었지만 모든 녹황색 채소가 암의 진행을 눈에 띄게 억제시킨 것을 확인할 수 있었다.

실제로 미국 암연구협회가 조사한 결과 채소와 과일의 섭취는 여러 가지 암의 예방에 효과가 있었으며, 그중에서도 특히 대장암의 발생과 밀접한 관련이 있는 것으로 조사되었다. 하루 400g의

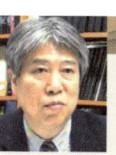

Doctor Says

녹황색 채소의 항암효과

"녹황색 채소와 그 속에 들어 있는 활성물질들은 항산화 작용을 하면서 우리 몸에 있는 활성산소를 억제하고 세포의 돌연변이를 초기단계에서 차단한다. 또 염증 유발을 감소시키고 암세포의 성장과 전이를 억제하는 동시에 면역력을 증강시키는 효과도 있다. 이런 여러 가지 기전을 통해 녹황색 채소에 있는 특정성분이 암을 예방할 수 있는 것이다.

_박건영 교수(부산대학교 식품영양학과)

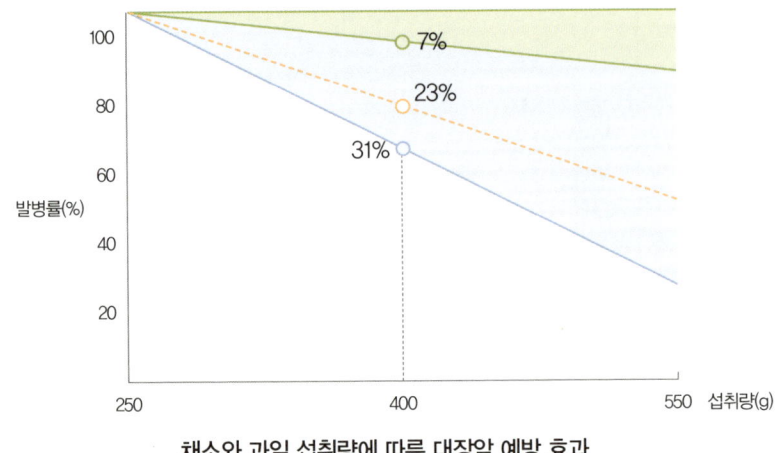

채소와 과일 섭취량에 따른 대장암 예방 효과

채소와 과일을 섭취한 경우 채소와 과일을 즐기지 않는 사람에 비해 대장암 발생 확률이 최대 31%까지 감소했던 것이다.

이렇듯 음식은 세포의 돌연변이를 막거나 돌연변이를 일으킨 유전자를 복구하기도 하고, 염증을 막아 암세포의 성장을 억제하며, 암세포를 직접적으로 파괴하기도 한다.

그렇다면 어떤 음식을 어떻게 먹어야 암을 억제하고 치료하는 데 도움이 될까?

항암치료 기간에는
잘 먹어야 산다

오랜 장맛비가 끝난 지리산 계곡에 불어난 계곡물로 인해 물소리가 요란하다. 나이 예순아홉에 폐암 3기 진단을 받았던 당시의 최규동 씨

마음도 그렇게 요란했다. 그로부터 6년이 지난 지금, 최규동(75) 씨는 매일 산에 오를 정도로 건강을 회복했다. 암 진단을 받았을 때만 해도 현재와 같이 건강하게 살 수 있는 날이 오리라고는 생각지도 못했다.

3기 폐암으로 수술조차 할 수 없던 상황이라서 6주 긴 방사선치료와 항암치료가 동시에 진행되었다. 방사선치료와 항암치료를 병행하면 엄청난 고통과 체력소모가 뒤따른다. 고령인데다 폐는 물론 대동맥까지 암이 파고든 탓에 최규동 씨에겐 젊은 사람에 비해 몇 배나 더 많은 체력이 필요했다. 많은 암환자들이 금기처럼 생각하는 고기를, 한 달에 두세 번씩 꼬박꼬박 챙겨 먹은 것도 체력을 보충하기 위한 선택이었다. 최규동 씨는 그렇게 한 주도 쉼 없이 치료기간 내내 잘 버텨냈다. 그 결과, 폐와 기관지는 물론 심장에 연결된 대동맥까지 퍼져 있던 암세포는 이젠 흔적조차 남아 있지 않다.

서울아산병원 방사선종양외과 최은경 교수는 "암환자들은 대개 6주 정도 항암치료를 하는데, 중간에 체력이 못 견뎌서 1∼2주 정도 치료를 쉬는 환자들도 있다. 그런데 그런 환자들보다 치료기간 동안에도 열심히 식사를 하고 자기 체력도 유지하면서, 특히 몸무게가 빠지지 않는

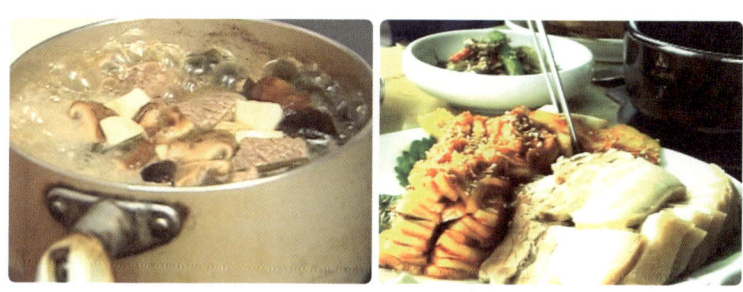

항암치료 기간 내내 체력을 유지하기 위해 꼬박꼬박 고기를 챙겨 먹은 최규동 씨. 암환자들은 항암치료 기간에는 고기를 비롯해 몸에 좋은 것을 골고루 먹어 체력을 유지하는 것이 중요하다.

환자들이 나중에 보면 치료 경과가 상당히 좋다."라고 말했다.

실제로 체력적인 이유로 항암치료를 중단할 경우 5년 이내 재발할 확률이 1.5배 높아지고 사망할 확률은 1.7배 높아진다는 연구 결과가 있어, 치료기간 중 체력을 유지해 치료를 무사히 마치는 것이 얼마나 중요한지를 단적으로 알 수 있다.

이처럼 치료를 끝까지 받으려면 무엇보다 잘 먹어야 한다. 그런데 치료기간 중 식사를 잘하기가 쉽지 않다. 암은 치명적인 만큼 그 치료 과

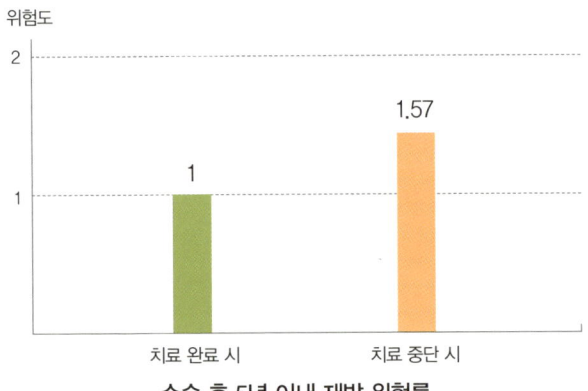

수술 후 5년 이내 재발 위험률

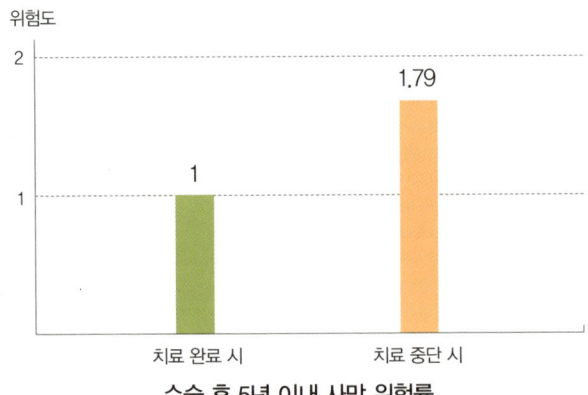

수술 후 5년 이내 사망 위험률

정에서도 상당한 고통을 수반한다. 암으로 인한 통증, 구토, 식욕부진 등 여러 가지 고통이 암환자를 덮치는데, 그중 식욕부진이 암 치료의 가장 큰 걸림돌이다.

체내에 침투한 발암물질은 정상세포를 손상시켜, 죽지 않고 무한 증식하는 암세포로 바꾼다. 암세포는 새로운 혈관을 만들어 영양분을 빨아들이기 때문에 주변의 정상세포들은 굶어 죽게 된다. 정상세포가 죽어가는 암환자들은 결국 식욕부진과 영양실조에 시달리게 된다. 특히 폐암과 위암의 경우 영양실조 발생률이 높은데, 연구 결과 암환자의 직접적인 사망원인 중 20%가 영양실조였다.

미국 뉴욕의대 암센터의 전후근 교수는 "암은 정상세포에 비해 성장과 번식을 빨리 하는 관계로 정상세포보다 더 많은 칼로리를 섭취한다. 암환자의 영양 부족은 사실 비타민 부족이나 전해질 부족이 아닌 칼로리 부족이다. 따라서 육식을 비롯한 몸에 좋은 것들을 가리지 않고 먹는 것이 좋다."며 치료를 받기 위해서 잘 먹어야 한다고 강조했다.

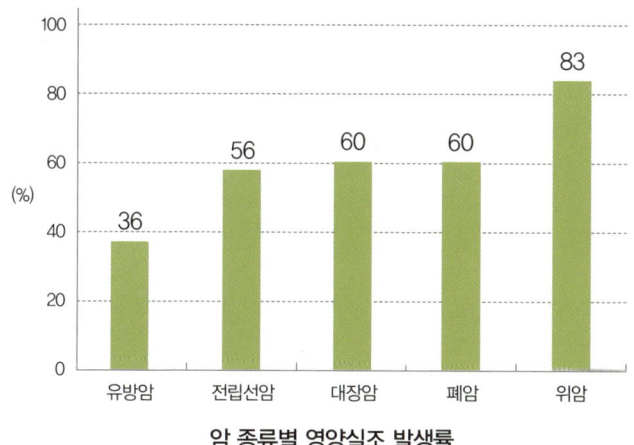

암 종류별 영양실조 발생률

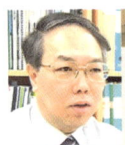
또 하나 환자들이 반드시 기억해야 할 점은 항암치료 기간 중에 체중을 유지해야 한다는 점이다. 항암제의 투여량은 환자의 몸무게와 키에 비례하기 때문에 체중이 줄면 항암제의 양도 줄어든다. 항암제를 10% 줄이면 치료효과는 무려 50%나 감소한다. 엄밀히 말해 암 치료는 몸무게와의 싸움인 것이다. 항암치료 기간 중에 체중을 유지하는 것만으로도 치료가 제대로 되고 있는지를 평가할 수 있을 정도다. 최규동 씨가 암을 이겨낸 것도 제대로 먹고 체중을 유지해 암과의 싸움에서 밀리지 않았기 때문이었다.

우리가 늘 먹고 있는 다양한 음식 속에 암 치료에 대한 답이 들어 있다. 특히 암세포와 끊임없이 싸워야 하는 항암치료 기간 중에는 단백질이 풍부한 고기를 비롯해 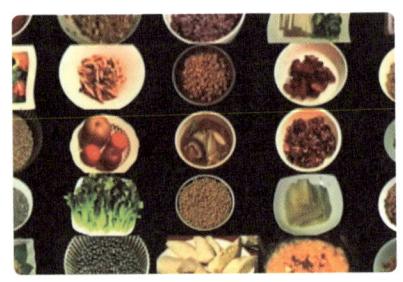 어떤 음식이든 충분히 먹어서 체력을 유지해야만 치료과정을 잘 견뎌낼 수 있다.

그러나 항암치료가 끝나고 암의 재발을 예방하는 단계가 되면 먹는 것도 달라져야 한다. 어떤 식품을 어떻게 먹는 것이 암 재발을 예방하는 데 도움이 되는지 살펴보자.

암을 이기는
항암식탁

5년 전 전립선암 수술을 받은 최만언(65) 씨는 콩이 주가 되는 항암식단을 꾸려 완치 판정을 받았다. 전립선암이 고지방식 때문이라고 들은 최만언 씨의 아내는 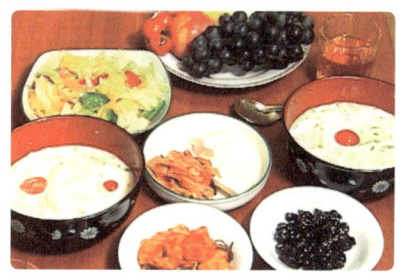 언제나 잡곡을 섞은 콩밥과 두세 가지의 콩 반찬, 서너 가지의 채소 반찬과 과일을 올렸다. 특히 콩물을 집에서 직접 만들어놓고 국수를 해서 먹거나 음료수 대신 마시게 했다. 이런 아내의 노력 때문일까? 최만언 씨는 암 완치 판정을 받고 아내와 함께 제2의 인생을 즐기고 있다.

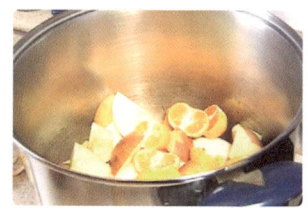 2000년 위암을 진단받은 박창(58) 씨는 과일로 항암식단을 꾸려 몸이 좋아진 사례다. 박창 씨는 항암치료 기간 중에 남들과는 다른 이상한 경험을 했다. 수술로 위를 잘라낸 후 항암치료를 받고 있어 아무것도 먹고 싶지 않을 때 불현듯 과일이 먹고 싶어진 것이다. 수술 직후 과일조차 생으로 먹기 힘들었던 남편을 위해 아내는 껍질째 과일을 넣고 견과류와 함께 끓인 과일탕을 만들었다. 정상적인 식사와 함께 하루 세 번 과일탕을 마시면서 박창 씨의 체력은 눈에 띄게 좋아졌다.

최만언 씨와 박창 씨의 사례에서 살펴본 대로 암 생존자의 식탁에서 빠지지 않고 등장하는 음식은 바로 콩과 채소, 그리고 과일이다. 모두

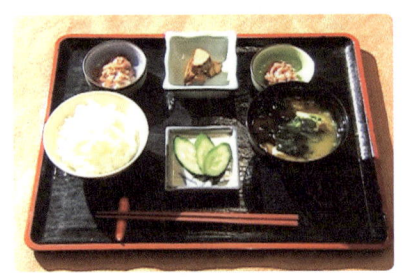

암 예방 효과가 있는 콩과 된장, 채소를 위주로 하는 일본의 가정식. 문제는 된장이나 각종 절임처럼 대부분의 음식이 너무 짜다는 것이다.

항암 효과가 뛰어난 음식들이다. 콩 섭취가 많을수록 위암과 유방암의 발생률이 현저히 낮다는 연구 결과도 있고, 여러 실험을 통해 과일과 채소에 많이 들어 있는 라이코펜, 설포라판, 이소플라본, 안토시아닌, 알리신 등의 파이토케미컬 물질들이 암의 발생을 억제하고 성장을 늦추는 등의 효과가 있다는 것이 입증된 바 있다. 이러한 식단은 예방할 때는 주 식단이 되지만 치료 중에는 보조 식단이 된다.

그렇다면 암을 예방하는 음식을 어떻게 먹어야 그 효과를 최대한 얻을 수 있을까? 콩과 된장, 채소를 주로 먹으면서도 암에 잘 걸리는 사람들이 있다. 바로 일본 사람들이다. 암 치료법이 발달하면서 일본인들의 위암 사망률은 크게 감소했지만 위암 발생률에는 큰 변화가 없다. 일본 사람들이 항암성분이 있는 식재료를 쓰면서도 암에 잘 걸리는 이유는 된장이나 각종 절임 반찬 같은 일본 가정식 음식들이 대부분 너무 짜기 때문이다.

우리나라도 크게 다르지 않다. 우리나라 사람들은 채소와 과일을 잘 먹지 않을 뿐만 아니라 짠 음식과 함께 매운 음식까지 즐기

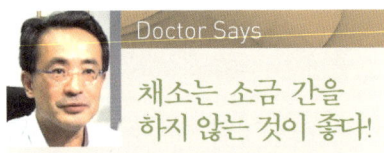

Doctor Says

채소는 소금 간을 하지 않는 것이 좋다!

66 일본에서 위암이 많이 발생하는 원인은 음식을 너무 짜게 먹는 일본인들의 식생활 때문이다. 채소 요리를 하는 경우에는 소금 간을 하지 않는 것이 좋다. 절임음식처럼 소금을 많이 넣는 음식은 위암 예방 차원에서는 좋지 않은 음식이라고 할 수 있다.
_츠카네 쇼이치로 박사(일본 국립암센터 예방연구부)

기 때문에 암에 더 노출되어 있다. 이런 사실을 뒷받침하기라도 하듯 우리나라는 세계에서 위암 발생률이 가장 높은 나라로 꼽히고 있다.

암의 재발을 막기 위한 항암식단을 어떻게 꾸려야 하는지

염분량(g)	
미나리	0.13
샐러드	0.24
동치미	0.6
무절임	1
된장찌개	2.08
고등어조림	4.41
총	8.46

우리나라 사람들이 자주 먹는 음식 안에 들어 있는 염분량. 세계보건기구가 권하는 일일 소금 섭취량은 5g이다.

답이 나온 셈이다. 콩이나 현미, 고구마 등 식물성섬유소가 풍부한 식품과 파이토케미컬이 풍부한 여러 가지 채소, 과일을 많이 먹되 맵고 짠 조리법은 피하는 것이 항암식단의 핵심이라고 할 수 있다.

암을 이겨낸 사람들에게는 암 치료 당시보다 그 후의 삶에 더 많은 공을 들였다는 공통점이 있다. 식습관과 생활습관, 그리고 마음가짐까지, 새로운 삶의 씨앗을 하나씩 심어가는 의지와 정성이 있었기에 오늘의 건강한 삶이 있는 것이다.

국립암센터에서 추천한 암을 예방하는 식사법!
• 매끼 식사에 두세 가지 이상의 채소 반찬을 먹을 것
• 장아찌나 조림보다 소금 간을 덜한 나물이나 생채 등으로 조리할 것
• 손쉽게 간식으로 먹을 수 있는 과일이나 채소를 항상 준비해둘 것
• 외식할 때 채소를 곁들여 먹을 수 있는 음식을 선택할 것

삼겹살과 고등어의 차이

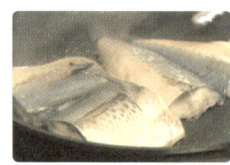

난소암 수술 후 5년이 지난 이정자 씨의 냉장고는 예전과 많이 달라졌다. 예전에는 삼겹살을 늘 입에 달고 지냈다는 이정자 씨. 하지만 난소암 치료 후 등 푸른 생선이 몸에 좋다는 이야기에 고등어구이와 집에서 직접 담근 된장으로 끓인 찌개를 거의 매일 먹고 있다. 수술 후 항암치료를 받으며 체중이 14kg까지 늘었지만 치료가 끝난 후 예방식으로 식습관을 바꾼 후로 다시 10kg이 줄었다. 이정자 씨는 지금의 건강이 생선을 꾸준히 먹은 덕분이라고 믿고 있다.

그렇다면 고등어의 어떤 성분이 그녀의 건강을 지켜준 것일까. 〈생로병사의 비밀〉 제작진은 한경대학교 한경분석센터 신혜승 교수팀에 의뢰해 고등어의 지방 성분과 돼지고기의 지방 성분을 비교하는 실험을 진행했다.

신선한 상태의 삼겹살과 고등어를 구워 배출되는 기름을 채취했다. 돼지고기는 굽자마자 기름이 흘러나오기 시작하는데 반해 고등어에서는 상대적으로 적은 양의 기

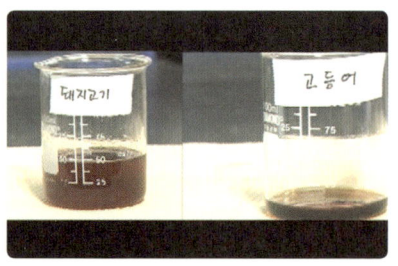

고등어와 삼겹살의 기름 양 비교

름이 나왔다. 같은 시간 동안, 고등어와 돼지고기를 가열해 얻은 기름의 양만도 다섯 배 가까이 차이를 보였다. 두 기름은 상온에서도 전혀 다른 형태로 존재했다. 세 시간 후, 돼지고기의 기름은 하얗게 굳었지만 고등어의 기름은 원래의 액체 상태를 유지했다.

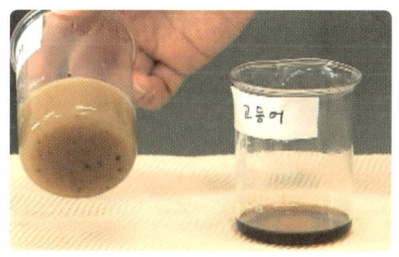

하얗게 굳은 삼겹살 기름

　기름에 시약을 넣고 이틀 동안의 처리 과정을 거친 후 본격적인 성분 분석에 들어갔다. 고등어와 돼지고기, 과연 무엇이 어떻게 다를까. 분석 결과, 돼지고기는 포화지방산만을 다량 함유한 반면, 고등어는 다양한 종류의 지방이 비슷한 비율로 섞여 있었는데, 특히 불포화지방산의 비율이 좀 더 높았다.

　포화지방산을 지나치게 섭취하면 우리 몸에 내장지방이 쌓인다. 내장지방은 피하지방보다 혈액에 쉽게 녹아들기 때문에 중성지방 수치를 높이는 요인이 된다. 그리고 혈액으로 녹아든 지방은 혈액 속을 떠다니며 암세포의 성장이나 전이를 촉진한다.

　그러므로 육류, 튀김, 패스트푸드 등 포화지방산과 콜레스테롤 함량이 높은 음식을 지나치게 섭취하는 것은 중성지방 수치를 높이고 좋은 콜레스테롤인 HDL콜레스테롤을 낮춰 암에 걸릴 위험을 높일 수 있다. 하지만 같은 지방이라고 해도 등 푸른 생선이나 견과류에 많은 식물성 기름의 경우에는 오메가-3지방산 등 몸에 좋은 불포화지방산이 많이 들어 있다. 그래서 좋은 콜레스테롤인 HDL콜레스테롤을 오히려 높여준다. 최근 국내 유방암 환자들을 대상으로 한 연구에 의하면 혈중 HDL콜레스테롤의 수치가 높은 경우 유방암 위험도가 절반이나 낮은 것으로 나타났다.

현미밥의
기적

보통 암 치료가 끝난 후 암 예방 식탁을 꾸릴
때는 몸에 좋은 영양분이 듬뿍 들어 있는 현미밥과 채소로 만든 심심한
반찬으로 구성하는 것이 일반적이다. 한때는 까끌까끌한 식감과 누리
끼리한 색 때문에 백미에 밀려 빛을 보지 못하다가, 근래 들어 웰빙 건
강식으로 각광받고 있는 현미. 과연 현미의 어떤 점이 항암식탁을 이끄
는 중대한 역할을 맡게 한 것일까? 이제부터

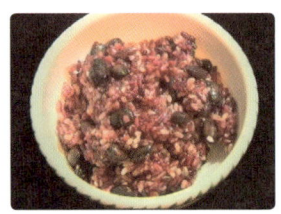
현미를 통해 암 치료 후 건강 회복에 도움을
받았던 사람들의 사례를 중심으로 현미의
놀라운 비밀을 밝혀보자.

나는 현미잡곡죽으로
암을 이겼다

한 친목회의 모임이 있는 날. 여느 친목회처럼 왁자지껄한 분위기 속에서 전과 고기에 각종 해산물까지, 상 위에는 식욕을 자극하는 맛있는 음식이 펼쳐져 있다. 하지만 이런 풍경과 어울리지 않게 한 상 가득 펼쳐진 산해진미를 마다한 채 집에서 싸온 특별한 죽 한 그릇을 묵묵히 먹고 있는 사람이 있다. 간암과 싸움을 시작한 지 10여 년이 넘은 윤익현(63) 씨다. 윤익현 씨가 살아서 이 자리에 앉아 있다는 자체가 친목회 친구들 사이에선 놀라운 일이다.

윤익현 씨의 외로운 식사가 시작된 것은 6년 전, 간암이 폐로 전이되면서부터다. 간암이 폐로 전이됐을 때 윤익현 씨의 심경은 이루 말로 표현할 수 없을 정도였다고 한다.

"이제는 정말 끝이구나, 이제는 정말 죽는구나라고 생각하니까 두려움이 몰려오면서 막막했어요."

하지만 그는 포기하지 않았다. 두려움과 막막함 속에서도 희망을 꺾지 않고 암과의 사투를 시작했다. 그러나 항암치료의 후유증으로 통 식사를 하지 못해 체중은 13kg이나 줄었고, 기력을 잃은 얼굴에는 병색이 완연했다.

고심 끝에 윤익현 씨의 아내가 생각해낸 것은 현미를 이용해 만든 특별한 죽이었다. 현미와 검은콩, 율무를 씻어 불린 뒤 거칠게 갈아서 죽을 쑤고, 검은 깨를 넣어 고소한 맛을 살렸다. 소금은 전혀 넣지 않았다. 이 현미잡곡죽이 6년 동안 윤익현 씨의 유일한 주식이었다.

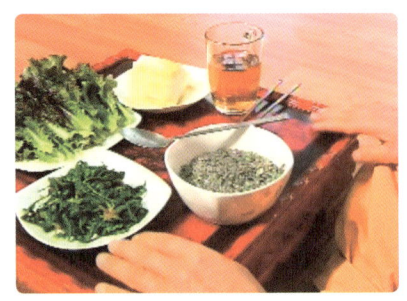

신나는 음악에 손으로 장단을 맞추면서 식사하고 있는 윤익현 씨. 그의 식사시간은 언제나 즐겁다.

"처음엔 혼자서 죽을 꺼내 먹는 것이 보기에도 안 좋고 좀 쑥스러웠는데, 먹다보니까 익숙해졌어요. 저는 병원에 갈 때도, 서울에 갈 때도 차 안에서 혼자 이렇게 먹어요. 꼬박꼬박 싸서 다니면서요."

현미잡곡죽을 먹을 때 윤익현 씨가 지키는 세 가지 식사지침이 있다. 먼저 신나는 음악에 맞춰 몸을 흔들면서 기분 좋게 먹을 것. 두 번째는 싱거운 곡물 자체의 맛을 즐길 것. 마지막으로 비록 씹히는 것 없는 죽이라도 100번 이상 씹어 완전히 소화시킬 것. 이런 식사지침을 가진 그의 식사시간은 느리지만 늘 신나고 행복하다.

"그냥 빨리 먹는 음식은 전혀 이로운 게 없고 안에 들어가서 썩기만 한다, 저는 그렇게 믿고 있습니다. 그래서 150번에서 200번씩 꼭꼭 씹고 있어요."

그러길 몇 해, 윤익현 씨의 몸 속에서 암세포가 사라지고, 간 수치도 몇 년째 정상을 유지하고 있다. 윤익현 씨가 건강을 되찾으면서 부부의 얼굴에도 웃음이 돌아왔다.

Doctor Says

현미는 해독작용을 한다

"암은 전이가 많이 일어나며 암세포는 독성물질을 유발시킨다. 현미의 씨눈에 포함된 피틴산 등의 성분은 몸에 쌓인 중금속을 배출하는 데 매우 강력한 작용을 한다.

_하시모토 쓰요시 박사(일본 슈난병원)

인스턴트식단은 버리고
현미콩밥으로

전남 광양의 백운산 자락에서 암환자들을 위해 쉼터를 운영하고 있는 강석진(49) 원장. 강석진 원장의 몸에는 담낭암과 담도암으로 수술을 받은 날카로운 자국이 여러 군데 나 있다.

"제가 91년에 담낭암, 94년에 담도암으로 수술을 받았습니다. 그런데 우리 가족은 저뿐만이 아닙니다. 어머니는 췌장암, 큰형은 대장암, 셋째 형은 비인강암과 갑상선암, 그리고 제 여동생은 자궁경부암에 걸렸죠. 참 아픈 가족이지요. 마음이 아픈 가족."

강석진 원장의 가족은 직계 가족 여덟 명 중 무려 다섯 명이 암에 걸렸다. 강석진 원장은 자신의 가족이 암에 많이 걸린 것은 비슷한 음식을 먹고 비슷한 환경에서 생활했기 때문이라고 믿고 있다.

"저는 암이란 게 유전적인 면도 있지만 생활습관, 그중에서도 특히 식습관이 주원인이 아닌가 생각합니다. 암 진단 후에 생활습관을 바꾼 사람은 지금 살아 있거든요. 저를 포함해서 두 사람은 아주 건강하게 살아 있습니다."

강석진 원장은 항암치료를 끝낸 뒤 이곳 백운산으로 들어와 새 삶을 시작했다. 그리고 그토록 좋아하던 육식과 인스턴트식품 위주의 식습관을 과감히 끊었다. 흰 쌀밥과 설탕, 소금과 화학조미료에 익숙했던 입맛을 완전히 버린 것이다.

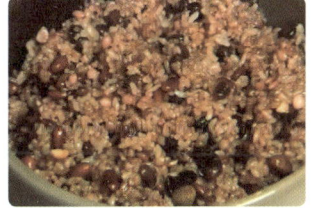

고기는 콩과 견과류로 만든 콩불고기

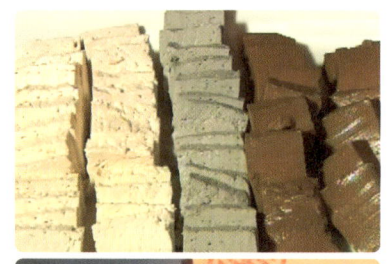

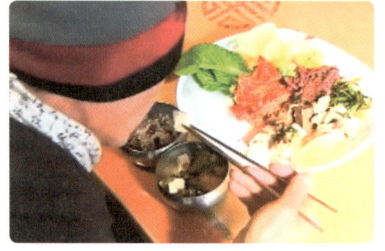

로 대신하고, 현미에 콩, 조, 율무 등 다섯 가지 잡곡을 섞은 현미콩밥을 주식으로, 청국장찌개, 산나물과 버섯요리, 아침마다 사오는 두부와 묵 등으로 식단을 꾸렸다. 한 가지 음식에 집착하기보다 자연에서 나오는 여러 곡물과 신선한 채소를 골고루 먹으며 암과의 싸움을 이겨낸 것이다.

요즘 강석진 원장은 그와 처지가 비슷한 열 명 남짓한 암환자들과 함께 생활하고 있다. 그전까지 흰 쌀밥이나 설탕, 소금과 화학조미료에 익숙했던 환자들도 강 원장과 지내며 현미콩밥에 신선한 산나물과 채소를 먹으면서 조금씩 몸이 좋아지는 것을 느낀다고 한다.

10개월 전, 3기 난소암으로 항암치료를 마치고 이곳으로 왔다는 정혜경 씨는 "현미에 콩, 조, 율무, 보리 이렇게 다섯 가지 오곡으로 현미밥을 먹으니까 몸도 건강해지고 변비에도 좋다."며 현미의 체력 회복 효능을 얘기했고, 직장암이 온몸으로 전이되어 치료를 포기할 수밖에 없었던 최정관 씨도 현미와 채소 위주의 식생활로 바꾼 뒤로는 암으로 인한 고통이 많이 사라졌다고 말했다.

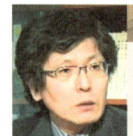

Doctor Says

감마오리자놀이 암을 억제한다

❝현미에 들어 있는 감마오리자놀 성분이 암을 죽이는 면역세포의 활성을 가장 높이 끌어올린다는 사실이 밝혀졌다. 항산화 활성과 더불어 면역세포를 활성화시키는 능력, 이것이 암을 억제하는 데 중요한 역할을 한다.

_남석현 교수(아주대학교 자연과학대학)

강석진 원장은 자신이 암과의 싸움에서 이겨낸 것에 대해, "음식 하나만 가지고 암이 없어졌다고 하기는 솔직히 어렵지만, 그래도 투병 과정에서 가장 중요한 역할을 한 것은 역시 올바르고 균형잡힌 음식이라고 생각한다."며 현미 위주의 식생활 개선이 암의 재발을 예방하고 암을 이기게 한 가장 큰 요인이라고 굳게 믿고 있다.

기적을 불러오는
현미밥의 비밀

과연 현미의 어떤 성분이 윤익현 씨와 강석진 원장의 암 재발을 막은 것일까? 이제 과학적으로 현미밥의 비밀을 추적해보자.

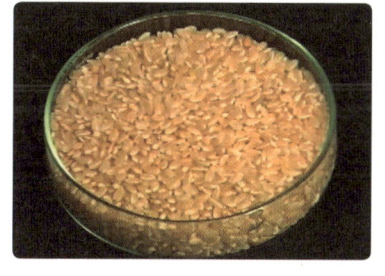

일본 도쿄에서 차로 여섯 시간 거리에 위치한 일본의 야마구치(山口) 현. 〈생로병사의 비밀〉 제작진은 야마구치 현의 한 병원에서 아주 특별한 암환자를 만날 수 있었다. 이곳 슈난병원의 병원장인 하시모토 쓰요시 박사. 그는 암을 치료하는 의사인 동시에 스스로 악성 임파선 종양과 신장암, 위암을 가진 암환자다.

"현대의학의 암 치료에는 외과적 수술, 방사선치료, 약물치료 등이 있습니다. 외과적 수술은 분명히 효과가 있지만 다른 치료 방법에는 어느 정도 한계가 있는 것이 사실입니다. 심하게 전이된 경우 생명을 연장시키고 증상을 가라앉히는 건 가능하겠지만, 결국 근본적인 치료는 되지 못한다는 것이 제 생각입니다."

여러 방법 중에서 하시모토 박사가 선택한 것은 식이요법. 그 중심에는 현미가 있었다. 하시모토 박사는 하루 세 끼 현미밥을 먹되, 오래 씹고 천천히 먹는 식습관을 들여 결국 암이라는 끈질기고도 무서운 질병을 떨쳐냈다. 스스로 현미의 효과를 경험한 하시모토 박사는 자신의 병원에 입원한 암환자들에게도 현미식을 처방하고 있다.

현미는 볍씨에서 왕겨만 벗겨낸 상태의 쌀을 말한다. 즉, 재배하면 바로 싹이 돋는, 살아 있는 씨앗 상태의 쌀인 셈이다. 현미는 씨앗 상태의 쌀이기 때문에 영양분은 많이 함유하고 있지만, 백미에 비해 밥맛이 떨어진다는 단점이 있다. 반면 백미는 현미의 쌀눈과 속껍질 등의 쌀겨를 벗겨 하얀 속살을 드러내 시각적으로 깨끗하며 씹기에 부드럽고 밥맛도 좋지만 영양분이 떨어진다는 단점이 있다. 그렇다면 백미에는 없는 현미의 영양분에는 어떤 비밀이 숨어 있는 것일까?

현미의 영양성분을 분석해보면 식이섬유를 비롯하여 각종 비타민과 미네랄이 풍부한데, 특히 항산화 성분으로 잘 알려진 비타민 E도 네 배

	백미	현미	단위
식이섬유	1.5	2.5	mg/100g
GABA	0~50	228	mg/100g
마그네슘	850	1190	ppm
감마오리자놀	0.5~10	24.5	mg/100g
칼슘	205	293	ppm
비타민 E	0.17~0.25	0.9	mg/100g

백미와 현미의 영양성분 비교

이상 많다. 이 중에서 항암효과로 가장 먼저 주목받기 시작한 것은 백미의 두 배에 달하는 풍부한 식이섬유다. 식이섬유는 몸에서 소화작용을 할 때 인체에 누적된 당이나 발암물질 등을 같이 체외로 가져가기 때문이다.

식이섬유뿐만 아니라 최근에는 현미의 성분 중에서 감마오리자놀이라는 물질에 주목하고 있는 연구팀도 있다. 아주대학교 남석현 교수팀은 임상실험을 통해 현미의 항암성분인 감마오리자놀에 대한 귀중한 연구 결과를 얻었다. 암을 유발한 두 부류의 쥐 중에서 한쪽은 현미와 흑미의 쌀겨를 먹이고 다른 한쪽의 쥐는 일반 백미를 먹인 후 사육했더니 의미심장한 결과가 나왔다.

일반 백미를 먹인 쥐에 비해 현미와 흑미의 쌀겨를 먹인 쥐의 종양이 현격하게 줄어들어 있었던 것이다. 이러한 결과에 대해 남 교수팀은 현미의 감마오리자놀이 면역세포인 NK세포(Natural Killer Cell,

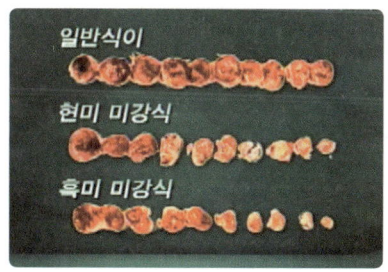
백미, 현미, 흑미를 먹인 쥐의 종양 크기 비교

자연살해세포)를 활성화시켜 암을 억제시키는 데 중요한 역할을 했다고 판단하고 있다.

또 일본 류큐의대 명예교수인 이토 에쓰오 박사는 RBF와 RBA라는 현미의 신성분이 암세포를 억제하고 파괴한다는 것을 발견했다. 현미에 들어 있는 다당류의 일종인 RBA와 지질성분인 RBF는 임상실험 결과 무려 60~70%의 암을 억제하는 강력한 항암효과를 나타냈다. 특히 놀라운 것은 RBF를 자궁내막암 세포에 처리했을 때 암세포가 스스로

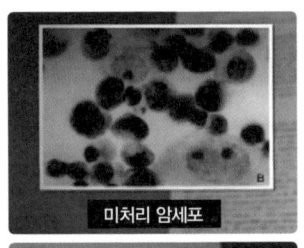

미처리 암세포

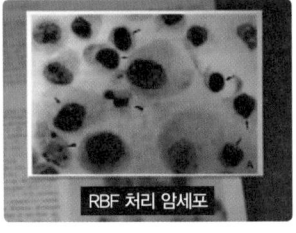

RBF 처리 암세포

RBF의 강력한 항암효과

파괴되는 현상이 나타났다는 것이다. 이토 에쓰오 박사는 임상결과에 대해 "현미 속의 RBA는 우리 몸속의 면역세포를 늘려 면역력을 증가시킴으로써 암을 억제하는 역할을 한다. 또한 RBF는 암세포의 에너지 대사에 작용해서 에너지를 열로 변환시켜버림으로써 암세포의 성장을 멈추게 한다."라고 설명했다.

누렇고 까끌까끌한 한 그릇의 현미밥. 무심코 봐왔던 이 한 그릇의 현미밥 안에 암의 재발을 예방하는 기적의 항암성분들이 가득 담겨 있었던 것이다.

콩의 놀라운
항암효과

        콩은 예로부터 고단백 저칼로리의 완전식품이자 장수인들의 식탁에 빠지지 않는 건강식품이었다. 성분을 자세히 살펴보면 콩은 식물성 식품으로는 드물게 양질의 단백질이 풍부하고 우리 몸이 만들지 못하는 필수 아미노산을 골고루 함유하고 있다. 게다가 콩 단백질은 쇠고기 단백질에 비해 지방이 훨씬 적고 칼슘이 많다.

    최근에는 지금까지 알려진 효능 외에도 암의 예방에도 콩이 효과가 있음이 밝혀지고 있다. 특히 여성암의 예방에 커다란 효능을 보이는데 이러한 콩의 효능은 과연 어디서부터 오는 것일까? 그동안 잘 알지 못했던 콩의 세계로 들어가 보자.

콩 먹는 사람들,
콩이 여성암을 예방한다

　근래 들어 유방암을 비롯한 여성암 예방에 효과적인 식품으로 떠오르고 있는 콩. 〈생로병사의 비밀〉 제작진은 한 건강음식 전문 요리교실에서 얼마 전 유방암 수술을 받은 최정화(35) 씨를 만났다.

　"이렇게 젊은 나이에 암이 올 거라고는 정말 생각도 못했어요. 의사 선생님들도 놀라세요. 이렇게 젊은 사람이 벌써 암이냐고…. 제가 다른 사람보다 인스턴트나 기름진 음식을 너무 좋아해서 그러지 않았을까 하는 생각을 많이 해요."

　인스턴트 일색이던 최정화 씨의 냉장고는 수술 후 백팔십도 달라졌다. 청국장을 비롯해 유기농 유정란, 브로콜리, 미나리, 두부 등 암환자에게 좋다는 요리 재료들로 냉장고가 가득 차 있다.

　최정화 씨는 평소 싫어하던 콩도 열심히 챙겨 먹기 시작했다. 샐러드를 만들 때면 두부도 빠뜨리지 않고 넣고, 된장 덮밥도 자주 만들어 먹는다. 된장이나 두부를 통해 콩의 영양가를 충분히 섭취하기 위해서다. 유방암 환자인 최정화 씨가 즐겨 먹는 콩 음식, 과연 콩은 유방암과 어

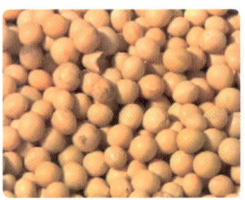 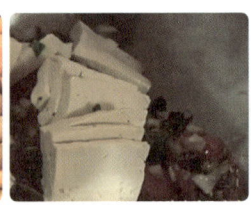 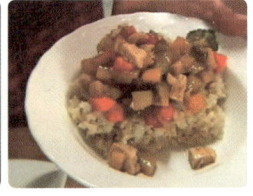

유방암 환자들에게 좋은 콩. 최정화 씨 가족은 두부 샐러드와 된장 덮밥을 즐겨 먹는다. 다양한 채소를 넣고 볶다가 두부와 녹말가루, 된장을 넣어 된장소스를 만든 후 현미밥 위에 올리면 된장 덮밥이 완성된다.

떤 관련이 있을까?

　전문가들에 따르면 유방암의 가장 큰 위험인자는 바로 여성호르몬인 에스트로겐이다. 에스트로겐은 그 자체가 암의 위험인자이기도 하고, 활성산소를 증가시켜 암의 성장을 돕기도 한다. 에스트로겐은 세포가 가진 특정 수용체와 결합해 세포의 핵으로 들어가 암이 자라도록 신호를 보낸다. 그런데 콩에 들어 있는 에스트로겐과 비슷한 물질인 이소플라본이 세포의 수용체와 먼저 결합하게 되면, 체내의 에스트로겐은 결합할 수용체를 잃게 되고, 결국 암의 발생이나 성장이 억제되는 것이다.

　콩의 이로운 점은 이것만이 아니다. 콩에 들어 있는 사포닌 성분은 암의 전이를 막아주는 것으로 밝혀졌다. 숙명여자대학교 식품영양학과 성미경 교수팀은 폐로 전이되는 대장암 세포를 쥐에 투여한 후 콩 사포

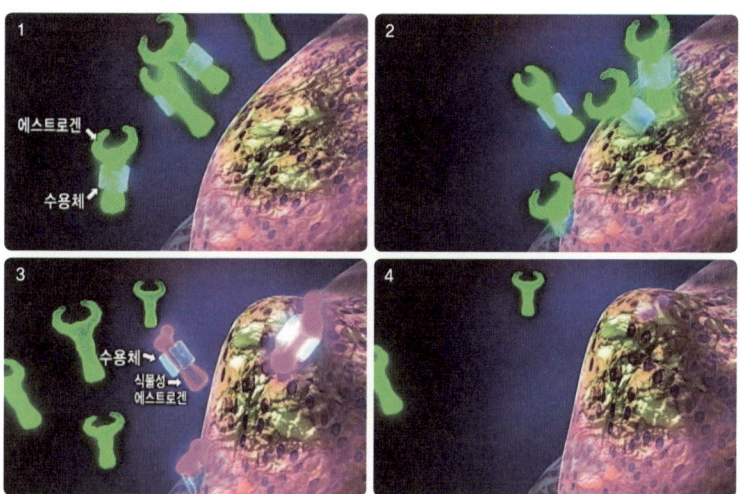

1, 2 여성호르몬인 에스트로겐과 세포의 수용체가 결합해 세포의 핵으로 들어가는 모습.
3, 4 콩에 들어 있는 이소플라본(식물성 에스트로겐)이 세포의 수용체와 먼저 결합하는 모습. 에스트로겐이 수용체를 잃게 되어 암의 성장이나 발생이 억제된다.

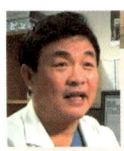

Doctor Says

**여성호르몬의
두 얼굴**

"여성호르몬인 에스트로겐은 두 얼굴을
가지고 있다. 에스트로겐이 있어야 여성
답게 여성의 상징이 나타나는데, 유방암
에서는 이런 여성호르몬이 유방조직에
있는 여성호르몬 수용체에 붙어서 암을
발생시키거나 이미 발병한 암을 더 키우
는 역할을 하기도 한다.
_백남선 교수(건국대학교병원장)

닌을 먹이는 실험을 진행했다. 실험 결과 쥐의 폐종양이 눈에 띄게 줄어들었는데, 이는 콩 사포닌이 염증을 일으키는 물질의 생성을 방해해 대장암이 폐로 전이되는 것을 억제했기 때문이다.

최근 발표된 한 논문에 따르면, 콩을 많이 먹는 여성들은 전체 여성암의 발생률이 40% 정도 낮았고, 특히 난소암에 걸릴 위험은 절반이나 낮다고 한다. 이처럼 콩과 여성암은 떼려야 뗄 수 없는 사이이기 때문에 여성암을 예방하려면 콩이나 두부, 콩나물 같은 음식을 자주 먹는 것이 좋다.

그렇다면 우리 민족이 아주 오래 전부터 먹어왔던 콩 발효식품인 된장의 항암효과는 어떨까?

발효의 비밀,
된장의 항암효과

우리나라의 된장과 청국장, 일본의 미소와 낫토, 중국의 두시와 루푸, 인도의 스자체, 태국의 토아나오, 부탄의 리비와 잇빠, 네팔 키네마 등 이름과 모양은 달라도 세계 여러 나라에서 콩으로 만든 전통 발효식품을 가지고 있다.

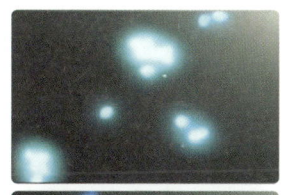

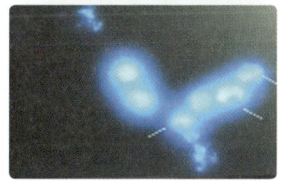

(상)정상 암세포 (하)자살하는 암세포(아폽토시스)

우리 민족의 전통적인 콩 발효식품인 된장도 앞서 살펴본 콩처럼 암 예방 효과가 있을까? 이런 물음에 대해 부산대학교 식품영양학과 박건영 교수팀은 실험실에서 배양한 인체의 위암 세포에 된장 추출물을 저농도와 고농도로 각각 처리하고 그 차이를 확인해보는 실험을 진행했다.

된장을 넣지 않았을 때에 비해 된장을 넣었을 때 암세포의 숫자가 눈에 띄게 감소했고, 된장의 농도가 짙을수록 암세포는 더 많이 줄어들었다. 특히 주목할 점은 고농도의 된장을 위암 세포에 처리했을 때 암세포의 형태가 변하며 스스로 사멸하는 아폽토시스 현상이 일어났다는 점이다. 이 실험 결과를 분석한 박 교수팀은 된장에 들어 있는 성분들이 암세포의 성장을 더디게 하는 것은 물론이고, 아폽토시스를 유도해 스스로 암세포를 죽게 만들었다고 보고 있다.

박 교수팀은 여러 다른 실험을 통해 된장의 주목할 만한 효능을 많이 밝혀냈는데, 대표적으로 된장의 효과는 어느 특정한 단계에서만 일어나는 것이 아니라 암이 형성되고 자라는 모든 단계에 걸쳐 있다는 것과 오래된 된장일수록 암세포 성장 억제효과가 뛰어나다는 점을 밝혀냈다. 박 교수팀은 쥐에게 폐로 전이되는 암세포를 투여한 다음, 된장 추출물을 투여한 쥐와

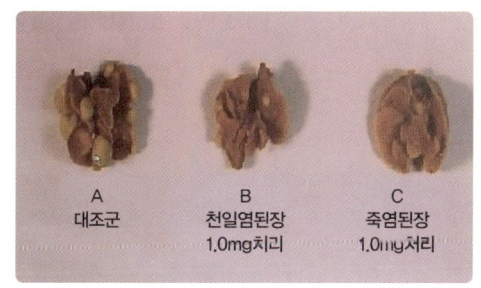

된장과 폐종양 실험 결과

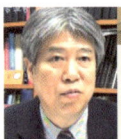

투여하지 않은 쥐의 보름 후 상태를 비교해보았는데, 된장 추출물을 투여한 쥐의 경우 된장을 투여하지 않은 쥐에 비해 폐종양의 수와 크기가 훨씬 작았다. 또 된장의 발효기간에 따라 암세포의 크기도 차이가 있었다.

항암과 노화방지 효과를 가지고 있는 갈변물질은 발효기간이 길수록 그 양이 증가하기 때문에 '묵은 장일수록 좋다.'는 우리 선조들의 말이 입증된 셈이다. 이렇듯 된장은 단순한 식품을 넘어서 우리 몸에 좋은 건강 식품이다. 우리끼리만 먹는, 냄새나는 음식으로 치부됐던 된장이 이제 과학적 분석을 통해 항암효과가 있는 건강식품으로 다시 태어난 것이다.

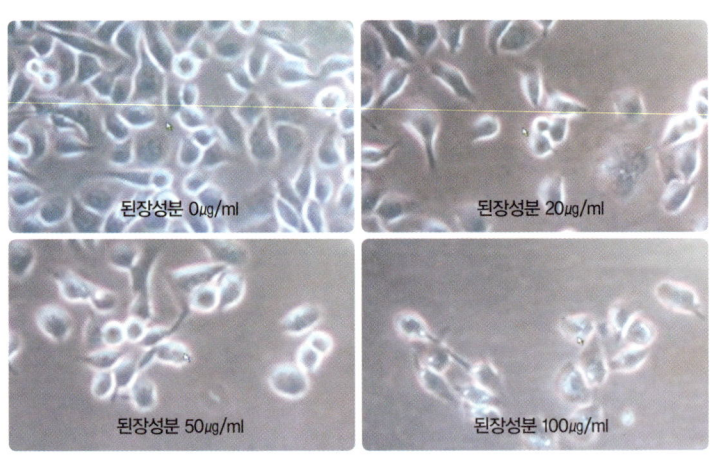

된장 처리 후 암세포의 수 변화

농도가 짙어질수록 암세포의 숫자가 더 많이 줄어들었다.

청국장으로 찾은
새 인생

11년 전, 3기 대장암으로 수술을 받았던 고정화(62) 씨가 검진을 위해 오랜만에 병원을 찾았다. 검진 결과, 현재 고정화 씨의 몸은 재발이나 전이 없이 건강한 상태다. 대장의 30cm를 잘라내는 큰 수술과 기나긴 항암치료가 지나간 뒤에도, 고정화 씨의 고통은 좀처럼 끝나지 않았다.

"먹으면 다 구토하고 비위가 상하고 그랬는데, 제가 어렸을 적에 엄마가 큰 시루에 콩을 삶아서 아랫목에서 띄우고 두부 넣고 끓여서 주던 청국장, 그게 그렇게 먹고 싶더라고요."

잃어버린 입맛을 되찾아준 청국장. 그날 이후, 고정화 씨는 청국장을 직접 띄워 먹기 시작했다. 청국장을 먹으면 몸이 편했고, 특히 변 보기가 편해 하루도 거르지 않고 청국장을 챙겨 먹었다.

청국장뿐만 아니다. 고정화 씨의 냉장고 안에는 넝쿨콩, 강낭콩, 동부콩 등 온갖 콩들이 빼곡히 들어차 있다. 청국장을 통해서 입맛과 건강을 찾은 고정화 씨는 하루라도 콩을 멀리하는 일 없이 오늘도 콩 사

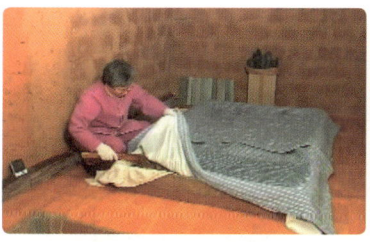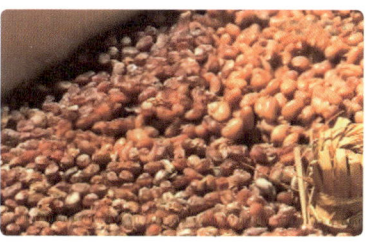

직접 청국장을 띄워 먹는 고정화 씨. 콩이 발효되면서 콩에 들어 있는 특정 암 예방 성분은 흡수되기 좋은 상태로 변하고, 발효산물로 인해 암 예방 효과는 더욱 높아진다.

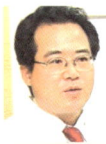

Doctor Says

콩이 유방암을 예방한다

❝유방암을 예방하는 음식으로 특히 콩을 많이 이야기한다. 그 이유는 콩 단백에 들어 있는 이소플라본 때문이다. 이소플라본은 인체 에스트로겐을 대체할 수 있고, 일반적으로 생물 반응을 순화시킨다고 알려져 있다. 특히 동양인의 콩 섭취는 유방암 감소에 중요한 기여를 한다.

_노동영 교수(서울대학교병원 유방센터)

랑을 적극 실천하고 있다.

눈이 내린 강원도 철원군, 최복순(55) 씨가 거실에서 분주하게 청국장을 만들고 있다. 지난 10년간 최복순 씨가 일주일에 한 번씩 거르지 않고 해온 일이다. 그녀가 청국장 마니아가 된 것은 99년 유방암 3기 판정을 받고 수술을 받으면서부터였다. 그때만 해도 현재와 같은 생활이 가능할 줄은 몰랐다.

"유두에서 피고름이 쏟아질 정도인데도 안 아프니까 이상하다, 문제가 있구나 하는 생각이 들더라고요. 그래서 검사를 받았더니 3기가 지났대요. 유방과 겨드랑이, 임파선까지 암세포가 퍼져서 다 수술을 했다고 하더군요."

암 수술 후 최복순 씨가 청국장을 찾게 된 것은 어린 시절의 기억 한 토막 때문이었다.

"제가 초등학교 2, 3학년쯤 됐을 때 친정 고모가 젖몸살을 앓는다고

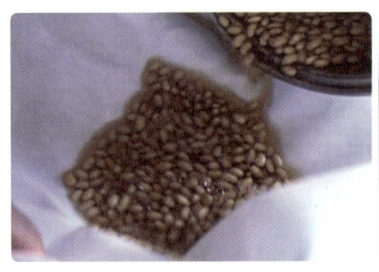
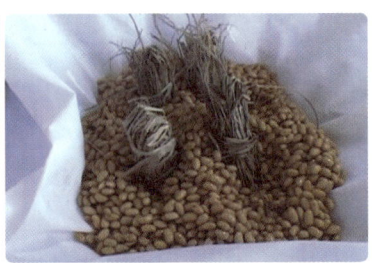

최복순 씨는 유방암 수술을 받고 난 이후부터 일주일에 한 번씩 직접 집에서 청국장을 만든다.

그러는데 젖에서 피고름이 나더라고요. 생각해보니까 내 증상도 고모와 똑같아. 그때 우리 할아버지가 청국장을 만들어서 고모를 주더라고요. 그걸 먹고 나서 고모도 괜찮아졌죠."

현재는 암 완치 판정을 받은 최복순 씨. 그녀는 생사의 갈림길에서 건강을 되찾은 이유가 청국장 때문이라고 굳게 믿고 있고, 가족들 역시 그녀와 함께 청국장을 즐겨 먹고 있다.

콩의 재발견

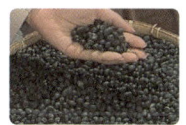

동양에서는 콩을 일찍부터 즐겨 먹었던 것에 비해 서양에서는 콩이 상대적으로 배척당했다. 서양에서의 콩은 주로 가축의 먹이로 사용되거나 하층민의 음식으로 인식되곤 했다. 콩의 놀라운 효능을 뒤늦게 깨달은 서양에서는 1990년대 이후부터 많은 연구가 진행되면서 콩에 대한 인식을 새롭게 하고 있다.

현미와 콩,
어떻게 먹는 것이 효과적일까?

　암을 이길 수 있는 체력 향상의 자양분이 되는 현미와 콩! 하지만 매일 똑같은 방식으로 먹기가 지겹다면? 현미와 콩을 이용해 맛있게 즐길 수 있는 이색 항암 요리법을 소개한다.

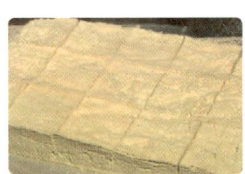

콩의 항암성분을 담은 음식, 두부

　마른 대두를 물에 잘 불린 다음 곱게 갈아 콩물을 내어 끓인다. 익힌 콩물을 올 고운 무명천에 내리면 비지는 걸러지고 뽀얀 두유가 모습을 드러낸다. 천일염으로 만든 간수를 부으면 순두부 덩어리가 뭉글뭉글 피어오른다. 이제, 덩어리를 틀에 담아 수분을 짜내면 두부가 완성된다. 두부는 콩의 영양가를 가장 이상적으로 소화, 흡수할 수 있는 음식이다. 두부 한 모 안에는 식물성 단백질뿐 아니라 대표적인 항암성분인 이소플라본, 피트산, 사포닌까지 고스란히 담겨 있다.

콩과 현미로 만드는 항암요리법

　다양한 재료, 어떤 요리법과도 두루 잘 어울린다는 것도 두부의 장점이다. 두부를 으깨어 볶아서 수분을 완전히 제거한 다음 또 다른 항암식품인 버섯과 양파, 파프리카 등 다양한 재료와 함께 볶으면 이색 두부요리를 맛볼 수 있다. 일명 두부 스크램블이다.

현미로 밥만 짓는다는 생각도 편견이다. 곱게 빻은 현미찹쌀가루에 건포도와 대추, 비트, 단호박과 고구마를 섞어 잘 버무려준 다음 보통 떡을 찌듯이 한 김 쪄낸다. 찹쌀가루를 현미로 바꾸는 것만으로 더 건강한 떡이 완성된다.

현미와 콩의 항암성분을 함께 섭취하고 싶다면, 현미와 된장을 넣고 끓인 죽은 어떨까? 충분히 불린 현미를 갈아서 버섯물을 넣고 끓이다가 양파와 마늘을 넣는다. 된장은 덩어리가 없게 살짝 갈아서 붓고, 마지막으로 몸에 좋은 케일을 넣어 한소끔 끓여내면 소화도 쉽고, 현미나 된장, 채소의 항암 효과를 한꺼번에 누릴 수 있는 음식이 된다.

진정한 항암음식이란, 한두 가지 재료에 집착하지 않고 다양한 항암 성분을 가진 식품을 골고루 담는 것이다.

암 치료와 예방의 새로운 전략,
파이토케미컬

신의 선물이자 대자연의 축복이라 불리는 과일과 채소. 과일과 채소는 맛있고 각종 영양분도 풍부한데다 어디서든 쉽게 구할 수 있어 아주 옛날부터 인류가 즐겨 먹던 먹거리 중 하나다. 배가 고플 때 식사대용으로 먹거나 식사 후 단순히 디저트로만 먹어오던 과일과 채소가 최근 들어 암과 싸우는 데 꼭 필요한 무기로 주목받고 있다.

과일과 채소는 한번 뿌리를 내리면 움직일 수 없기 때문에 스스로를 방어하기 위해 항산화 물질이나 항균물질을 몸속에 지니고 있다가 외부의 자극으로부터 자신을 방어한다. 식물이 지닌 항산화 · 항균 물질은 외부의 침략을 막아내는 식물의 강력한 생존전략인 셈이다.

현재 세계의 많은 학자들이 주요한 연구 과제로 삼으며 미래에 암과 싸울 수 있는 가장 강력한 무기 중 하나로 꼽는 것이 바로 과일과 채소에 들어 있는 항산화·항균물질인 파이토케미컬이다. 이제부터 각종 암을 이기는 기적의 물질로 각광받고 있는 파이토케미컬에 대해 자세하게 알아보자.

채소와 과일로 되찾은 건강

매년 찾아오는 새해지만 정보용(47) 씨에게 올해는 유난히 특별하게 다가온다. 긴 투병생활을 마치고 5년 암 완치 판정을 앞두고 있기 때문이다. 하지만 암 선고를 받을 당시만 해도 이런 날이 오리라고는 생각지 못했다. 위암 3기, 암세포는 위 전체에 퍼진 것도 모자라 식도 일부까지 침범한 상태였다. 마흔두 살에 찾아온 위기에 정보용 씨의 인생은 그렇게 끝난 것만 같았다.

"한마디로 막막하고 참담했어요. 제가 직장생활을 20년 하다가 조그맣게 개인 사업을 막 시작했을 때 이런 일을 당해서…. 처음에는 굉장히 어려움이 많았죠."

암 선고의 충격 속에서 정보용 씨를 다시 일으켜 세운 사람은 아내였다. 수술과 항암치료가 끝난 후 아내는 간편한 인스턴

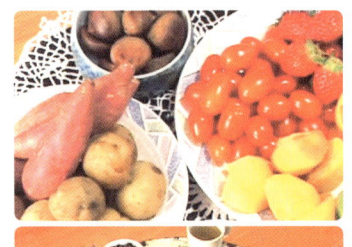
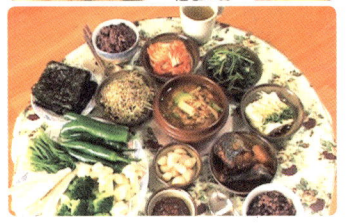

트 음식 대신, 손이 많이 가더라도 신선하고 균형 잡힌 자연식을 준비했다.

정보용 씨는 식사뿐만 아니라 생활습관도 완전히 바꿨다. 바쁜 직장생활에 때를 놓치기 일쑤였던 식사시간은 무슨 일이 있어도 철저하게 지키기 시작했고, 즐겨 먹는 간식거리도 바꿨다. 투병 전에 즐겨 먹던 과자나 아이스크림 대신 하루에 한 번 꼭 견과류나 과일을 챙겨 먹었다. 제철에 나는 색깔별 과일이 암 예방에 도움이 된다고 믿었기 때문에 의식적으로라도 꼭 챙겨 먹으려 노력했다.

얼마 전 정보용 씨는 정기검진 결과를 확인하기 위해 병원을 찾았다. 암을 극복하겠다는 의지 때문이었을까? 검사 결과는 정보용 씨의 기대를 저버리지 않았다. 내시경을 비롯해 CT, 혈액검사, 가슴엑스레이 등 모든 검사에서 완벽하게 이상이 없는 것으로 확인받았다.

다시 건강해질 수 있을까 반신반의하며 암과 싸워온 시간들. 하지만 반드시 이겨내겠다는 의지로 식습관과 생활습관까지 모두 바꾼 실천으로 정보용 씨는 건강과 웃음을 되찾을 수 있었다.

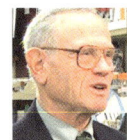

Doctor Says

파이토케미컬로 암을 치료한다

❝쥐에게 발암물질을 투여하고, 사과·배·아몬드의 껍질에서 추출한 파이토케미컬 물질을 투여했다. 파이토케미컬을 투여한 쥐들은 종양이 훨씬 적게 발생했고, 암세포가 주변 조직으로 침입하는 정도도 적었다. 앞으로 파이토케미컬 물질을 암 예방과 치료에 모두 사용할 수 있도록 개발하는 것이 지상 과제다.

_마이클 스폰 교수(미국 다트머스대 메디컬 스쿨)

파이토케미컬의
항암효과

많은 암환자들이 자신들이 지금까지 건강한 삶을 누릴 수 있게 한 1등 공신으로 채소와 과일을 꼽는다. 과연 채소와 과일을 섭취했을 때 암세포는 어떤 변화를 일으킬까? 이에 대한 답을 얻기 위해 〈생로병사의 비밀〉 제작진은 한림대학교 윤정한 교수팀을 찾아 실험을 부탁했다.

인위적으로 유방암을 유발시킨 쥐에게 양배추와 브로콜리의 추출물을 투여한 뒤, 그렇지 않은 집단과 비교해보았다. 2주 후 다시 찾은 실험실에서 놀라운 결과를 확인할 수 있었다.

양배추와 브로콜리의 추출물을 투여하지 않은 쥐는 실험 2주 만에 유방암 덩어리가 크게 자라 있었다. 반면 양배추와 브로콜리의 추출물을 투여한 쥐의 유방암 덩어리는 눈에 띄게 줄어 있었다.

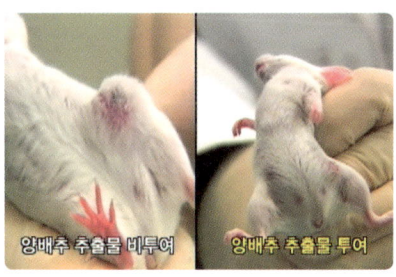

양배추·브로콜리 추출물 투여 실험 결과

현미경 관찰 없이 육안만으로도 충분히 확인할 수 있을 정도였다. 쥐의 몸속으로 들어간 양배추와 브로콜리의 추출물이 암세포에 흡착해 암세포의 증식을 막은 것은 물론 암세포를 없애는 데도 큰 효과를 보인 것이다. 양배추와 브로콜리의 추출물에 대한 암세포 억제 효과는 현재 전 세계적으로 연구가 활발하다.

이렇게 항암효과가 입증된 양배추와 브로콜리의 추출물, 그 성분의 정체는 무엇일까? 바로 대자연의 축복이라고 불리는 기적의 항암물질

파이토케미컬이다. 파이토케미컬은 채소나 과일이 가진 색소에 들어 있는 식물활성영양소로, 신체 면역계을 높여주는 것으로 알려져 있다. 파이토케미컬은 색깔과 성분에 따라 다섯 가지로 나뉘며 관여하는 암 종류도 다르다.

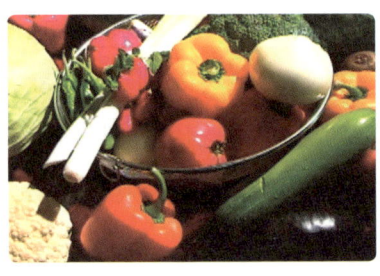

먼저 청보라색 그룹의 포도와 가지는 안토시아닌, 레스베라트롤 등의 성분을 함유하고 있는데 항산화 작용 및 발암물질을 해독하는 역할을 한다. 붉은색의 토마토와 수박에는 리코펜이 함유되어 있는데, 전립선암과 폐암 억제에 효과적인 물질이다. 암환자들이 가장 즐겨 먹는 녹색의 브로콜리에 함유된 설포라판은 대장암과 같은 암의 생성과 발달을 막아주며, 플라보노이드를 함유한 노란색 그룹의 오렌지는 유방암 재발 방지에 도움을 준다. 마지막으로 흰색을 대표하는 마늘 속의 알리신은 강력한 살균 효과는 물론 위암 예방에도 탁월하다.

그렇다면 파이토케미컬은 구체적으로 암의 생성과 발달 단계에 어떻게 관여하는 것일까? 연구 결과, 여러 가지 채소와 과일 섭취를 통해 우

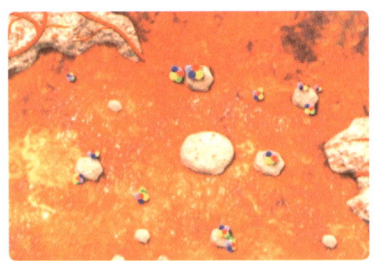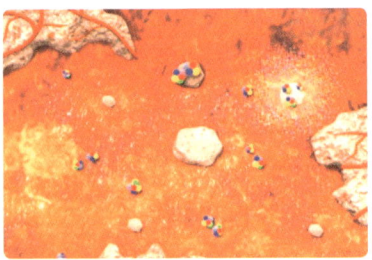

파이토케미컬은 암세포에 달라붙어 암세포의 자살을 유도한다.

리 몸 안에 들어온 다양한 파이토 케미컬은 암이 발생하는 여러 단계에 걸쳐 활약하는 것으로 밝혀졌다.

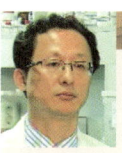

암은 발암물질이나 활성산소에 의해 세포 속 DNA가 손상을 입으면서 발생하는데, 파이토케미컬은 이 돌연변이 세포에서 시작된 악성 종양에 달라붙어 암세포의 성장을 차단하고 암세포가 스스로 죽게 만든다. 뿐만 아니라 다른 부위로의 침범을 막아줌으로써 전이의 위험성도 낮춰준다. 이런 효능 때문에 파이토케미컬이 함유된 다섯 가지 색의 채소와 과일을 골고루 섭취한다면, 암의 재발을 예방함은 물론이고 암의 치료에도 효과를 기대해볼 수 있다.

현재 파이토케미컬의 항암효과는 전 세계적으로 여러 연구를 통해

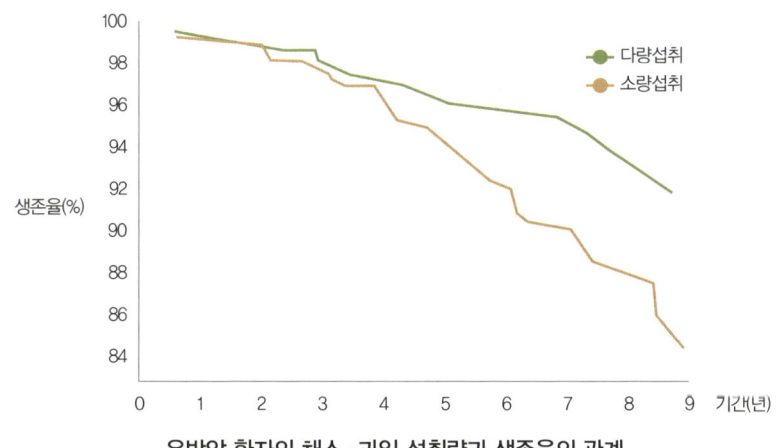

유방암 환자의 채소 · 과일 섭취량과 생존율의 관계

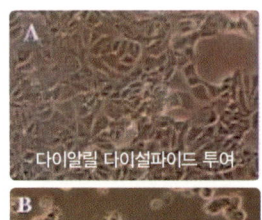
다이알릴 다이설파이드 투여

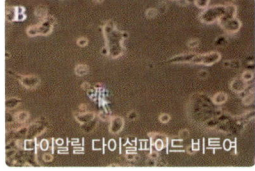
다이알릴 다이설파이드 비투여

마늘의 다이알릴 다이설파이드
투여 실험 결과

입증되고 있다. 캘리포니아 대학 연구팀은 유방암 여성들에게 다량의 채소, 과일을 먹였을 때 유방암 재발 위험이 약 33% 가량 줄어든다는 연구 결과를 발표해 눈길을 끌었다. 국내 의학계에서는 특히 한국인이 즐겨 먹는 마늘에 대한 연구가 활발하다. 최근 진행된 한 실험 결과에 따르면, 유방암 세포에 마늘에 들어 있는 성분인 다이알릴 다이설파이드를 투입한 지 48시간 만에 암세포의 65% 정도가 사라졌고, 특히 다이알릴 다이설파이드가 정상세포는 그대로 두고 암세포만 골라서 사멸시키는 놀라운 항암효과를 보였다고 한다. 마늘은 기존에 알려졌던 위암과 전립선암 세포 증식 억제에 대한 항암효과 외에 유방암 세포에도 효과가 높은 것으로 새로이 밝혀진 셈이다.

암 치료와 예방의 새로운 전략으로 떠오른 파이토케미컬. 이제 주변에서 볼 수 있는 평범한 채소와 과일로 암을 정복할 날도 그리 멀지 않아 보인다.

파이토케미컬의
항산화 효과

현재까지 밝혀진 파이토케미컬의 대표적인 효능으로는 앞에서 언급한 항암작용 외에도 항산화 작용이 있다. 사람이 매일 마시는 공기의 양은 하루에 약 14kg 정도며, 이 중 약 20%에 해당되는 산소가 우리가 먹은 음식을 태워 에너지로 바꿔준다. 산소는 이렇게 우리 몸에 꼭 필요한 물질이지만 잘 드러나지 않은 두 얼굴을 가지고 있다.

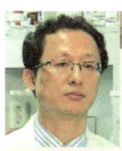

Doctor Says

파이토케미컬이 암의 재발을 막는다

유전자를 이루는 DNA가 발암물질에 의해 손상받게 되면, 세포가 제멋대로 증식해 암세포를 이루게 된다. 파이토케미컬은 정상세포의 DNA가 손상된 초기 단계에서 암세포의 성장을 억제해줄 수 있는 아주 유용한 항암물질이다.
_서영준 교수(서울대 약학대학)

호흡을 하거나 음식을 먹는 등의 활동을 통해 산소가 몸 안으로 들어오면, 몸 안에서는 산소의 연소 작용이 일어난다. 이때 자동차가 완전연소를 하지 못하면 새카만 배기가스를 만들어내듯이 완전히 연소되지 못한 산소는 활성산소를 만들어낸다. 활성산소는 우리 몸에서 적당한 비율로 유지될 때는 별 문제가 없고 오히려 살균작용을 하는 등의 도움을 주지만, 과잉 생산되면 그때부터 몸 안에서 여러 가지 질병을 일으킨다.

활성산소가 일으키는 대표적인 문제 중 하나는 산화다. 산화는 쉽게 말하면 산소를 접한 물질이 녹이 스는 것을 말한다. 사과를 깎아놓으면 갈색으로 변색되고 못을 오래 놔두면 녹이 스는 현상 등이 대표적인 산

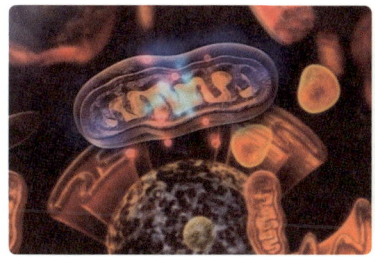

산소가 음식을 태워 에너지로 바꾸는 모습

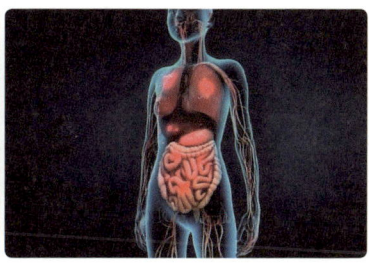

활성산소의 공격으로 세포가 손상된 모습

화현상이다. 우리 몸도 마찬가지다. 파괴력이 강한 활성산소는 지질과 결합해 세포를 공격하는데, 이때 세포막과 DNA가 파괴되고 손상을 입는다. 다시 말해 우리 몸속의 세포에도 활성산소로 인해 녹

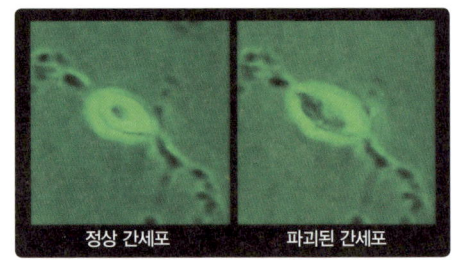

사람의 간세포에 활성산소를 투입한지 48시간이 지나자, 세포막과 핵이 깨지기 시작했다. 정상세포는 세포막과 핵이 선명하고 동그랗게 유지돼 있지만 산화세포는 세포의 원형 자체가 파괴돼 있다.

이 스는 것과 같은 현상이 일어나는 것이다.

산화가 일어난 몸속의 세포는 각종 질병으로 발전하는데, 암, 동맥경화, 당뇨병, 뇌졸중, 심근경색, 간염, 신장염 등 현재까지 밝혀진 질병의 약 90%가 활성산소의 영향을 받는다. 그런데 과일과 채소를 많이 섭취하면, 파이토케미컬 성분들이 우리 몸속의 활성산소를 직접 제거하거나 세포 속의 항산화 효소의 신생합성을 유도하고 세포의 항산화 방어력을 높이는 등의 작용을 하며 산화현상을 막아준다. 암을 비롯한 여러 질병으로 발전할 수 있는 파괴된 세포의 위험성을 미연에 방지해 주는 것이다.

이렇게 항암효과와 항산화 효과 등 파이토케미컬의 놀라운 효능이 하나둘 밝혀지면서, 최근에는 아직까지 필수 영양소로 규정되어 있지 않은 파이토케미컬을 탄수화물, 단백질, 지방, 무기질, 비타민, 식이섬

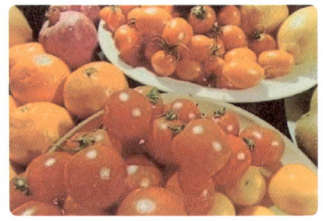

유의 6대 영양소를 잇는 '일곱 번째 영양소'라고 규정하는 학자들도 나타나고 있다.

암을 비롯한 많은 질병을 일으키는 방

아쇠이자 발병한 병의 치료마저 방해하는 활성산소. 활성산소를 줄이는 것만이 건강한 삶을 살 수 있는 최선의 방법이다. 이런 점 때문에 오늘도 많은 학자들이 파이토케미컬을 주목하고 있다.

색깔에 따른 파이토케미컬의 성분과 역할

청보라색 그룹(포도, 가지 등)의 안토시아닌, 라스베라트롤 성분
항산화 작용 및 발암물질을 억제하고 해독하는 역할을 한다.

붉은색 그룹(토마토, 수박 등)의 리코펜 성분
전립선암과 폐암 억제에 효과적이다.

녹색 그룹(브로콜리 등)의 설포라판 성분
대장암과 같은 암의 생성과 발달을 막아준다.

노란색 그룹(오렌지 등)의 플라보노이드 성분
유방암 재발 방지에 효과적이다.

흰색 그룹(마늘 등)의 알리신 성분
강력한 살균 효과 및 위암 예방에 탁월하다.

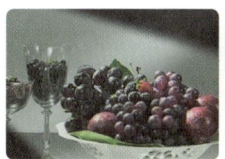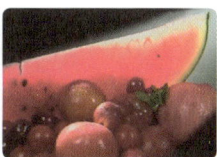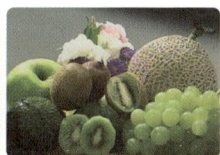

파이토케미컬의 발견

미국의 북동부 뉴햄프셔 주에 자리 잡고 있는 다트머스대학교. 1769년 개교하여 240여 년이 넘는 역사를 자랑하는 이 고색창연한 대학교에는 식품을 이용하여 암을 예방하는 방법을 40년 넘게 연구하고 있는 마이클 스폰 박사가 있다.

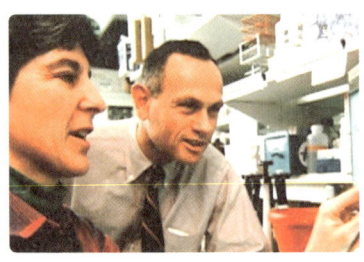

마이클 스폰 박사는 다트머스대학교 메디컬 스쿨 교수로 재직하면서, 1976년 세계 최초로 '화학적 암 예방'이라는 용어와 개념을 발표하게 된다. 그가 제시한 화학적 암 예방은 식품에 들어 있는 항암성분을 이용해 암세포가 자라는 것을 미리 억제하는 것을 말한다. 이 발표는 이미 발병한 암 치료 분야에만 연구가 집중되던 당시 의학계에 신선한 충격을 던졌다.

원래 신경과학 분야에서 저명한 학자로 이름을 날리던 스폰 박사가 암 예방 분야로 연구를 급선회한 것은 식품에 들어 있는 비타민 A가 종양 발생을 억제한다는 사실을 발견하면서부터다. 1964년부터 암을 연구하기 시작한 스폰 박사는 핵산의 기초과학 분야를 연구하던 중 비타민 A나 비타민 A 유사물질이 암을 예방할 수 있을까 하는 단순한 의문을 가지게 되었다. 이 단순한 의문이 식품 성분을 활용한 암 예방법을 이끌어내는 커다란 계기가 된 것이다. 스폰 박사의 연구로 밝혀진, 암을 예방하고 억제하는 물질이 바로 파이토케미컬이었다. 파이토케미컬이 과학계로부터 비상한 관심을

to the prevention of cancer, particularly during the period of preneoplasia, is thus being developed, which we would like to call "Chemoprevention," in contrast to "Chemotherapy," which is used for treatment of invasive, malignant cells.

악성 종양으로 발전하기 전 단계의 암예방을 위한 새로운 접근법은 …
… 우리는 '화학적 암예방'이라고 명명하고자 한다.
'화학적 암예방' : 식품 성분을 활용한 암예방

받고 있는 이유는 여러 연구를 통해 항암효과가 있다는 것이 입증되고 있기 때문이다.

현재까지의 연구에 의하면 파이토케미컬은 몸 안으로 들어온 발암물질을 몸 밖으로 신속하게 밀어내고, 암 성장을 촉진하는 단백질을 차단해 암의 성장을 억제하고, 암세포를 스스로 죽게 하는 사멸현상을 이끌어내는 등 암의 발생 각 부분에 걸쳐 항암효과를 보인다는 사실이 밝혀졌다.

최근 마이클 스폰 박사는 새로운 연구를 진행하고 있는데, 자연식품에서 추출한 항암물질을 화학적으로 합성해 더 강력한 암 예방물질을 만들어내는 연구다. 이 연구가 완성되면 몸에 무리를 주지 않으면서도 초창기에 암세포를 사멸시키는 기적의 암 예방백신이 나올지도 모른다.

우리 주변에서 쉽게 볼 수 있어 너무나 익숙한 채소와 과일. 이제 채소와 과일은 단순한 식품이 아닌 암을 극복할 수 있는 새로운 전략으로, 암을 효과적으로 예방할 수 있는 암 예방의 신소재인 식품항암제로 각광받고 있다.

채소와 과일로 차린
항암 밥상

강력한 항암효과로 암 치료가 끝난 환자들의 식탁에서 빠지지 않는 과일과 채소. 과일과 채소에 들어 있는 파이토케미컬은 사람 몸의 면역시스템을 도와 병원균으로부터 우리 몸을 방어해준다. 뿐만 아니라 DNA 손상을 막거나 손상된 DNA를 복원해서 돌연변이 세포의 출현을 막아줄 뿐 아니라 암세포의 성장을 막고 심지어 암세포를 죽이기도 한다. 이렇게 유용한 파이토케미컬을 가장 손상 없이 유익하게 섭취할 수 있는 방법이 있을까? 이제부터 어떤 과일과 채소를 어떻게 먹어야 파이토케미컬의 효과를 가장 크게 볼 수 있는지 살펴보도록 하자.

익혀 먹는
토마토

답답한 도시를 떠나 고즈넉한 산골마을에 터를 잡은 최미선(47) 씨. 5년 전 암 선고를 받은 후 내린 결정이었다. 유방암 3기, 왼쪽 가슴에서 발견된 종양은 이미 가슴을 지나 임파선까지 전이된 상태였다. 평소 누구보다 가족의 건강을 신경 써온 그녀였기에, 암 선고는 꿈에도 생각지 못한 일이었다. 충격 때문에 암이라는 걸 인정하기까지는 적지 않은 시간이 걸렸다. 암 수술과 여섯 번에 걸친 항암치료까지 잘 견뎌내고 건강한 모습을 되찾은 최미선 씨. 최미선 씨는 재활에 가장 큰 영향을 미친 것은 달라진 식습관이라고 말한다.

하루 세끼 빼놓지 않고 밥상에 올리는 다양한 색깔의 채소와 과일은 최미선 씨의 으뜸 건강식이다. 그중에서도 최미선 씨가 가장 즐겨 먹는 것은 토마토를 재료로 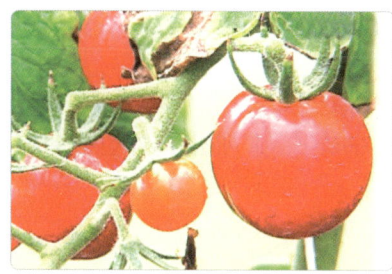 한 요리인데, 이는 토마토가 건강에 좋은 음식이기도 하지만 특히 항암 효과가 높다고 알려져 있기 때문이다. 최미선 씨는 토마토를 생으로도 먹지만 주로 익혀서 조리된 상태로 먹는다. 직접 만든 토마토 통조림은 최미선 씨가 일 년 내내 챙기는 건강식이다.

항암효과가 높다고 알려진 토마토, 과연 어떻게 먹는 것이 가장 효과적일까? 일본 도쿄의 가고메 식품 종합연구소에서는 토마토에 대한 다양한 연구를 진행 중이다. 생토마토와 가열 처리한 토마토, 가열한 후 올리브기름을 첨가한 토마토의 추출물을 각각 분리해 주요 항암성분인 리코펜의 함유량을 알아보았다.

실험 결과, 다소 의외의 결과가 나왔다. 생토마토의 리코펜 함유량을 1로 볼 때 가열한 토마토는 두 배, 가열하고 올리브기름을 첨가한 토마토는 무려 네 배나 리코펜 함유량이 높았다. 보통 채소나 과일은 열을 가하면 성분들이 파괴되어 효능이 떨어진다고 하는데, 토마토는 왜 이런 반대의 결과가 나오는 것일까?

그 비밀은 토마토의 섬유질과 관련이 있다. 항산화 물질이자 항암물질인 리코펜은 토마토의 단단한 섬유질 조직 안에 분포해 있다. 단단한 토마토의 섬유질에 열을 가하면 토마토가 물러지고 올리브기름이 쉽게 침투할 수 있게 된다. 리코펜은 기름에 녹는 성분을 갖고 있기 때문에 가열한 후 올리브기름을 첨가하면 리코펜이 쉽게 녹아 나오는 것이다.

토마토의 리코펜은 가열해서 으깨면 날것을 먹을 때보다 인체에서의 흡수율이 세 배가 높아진다. 여기에 기름을 더하면 또 다시 흡수율이

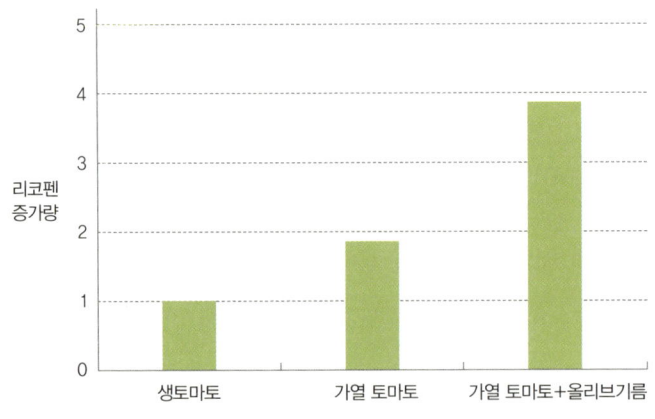

토마토 가공에 따른 리코펜 함량 비교

세 배 높아진다. 바꿔 말하면, 생토마토에 비해 가열해서 으깨고 거기에 기름을 넣어주면 아홉 배나 우리 몸에 잘 흡수된다는 말이다. 결론적으로, 토마토 속에 들어 있는 리코펜을 가장 효과적으로 흡수하기 위해서는 토마토를 기름 등으로 조리해서 먹는 것이 가장 좋다.

항암효과를 높이는 마늘 조리법

암을 이기겠다는 꿋꿋한 의지는 암 치료와 재발 방지에 좋은 결과를 가져다준다. 직장암 수술 후, 8년째 건강하게 지내고 있는 김준형(52)씨의 경우도 그렇다. 암 치료 후, 그의 생활습관 가운데 가장 큰 변화는 음식이었다.

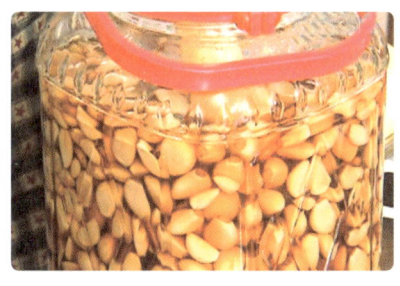

김준형 씨는 현미잡곡밥에 채소를 주로 먹고 특히 된장국을 많이 먹는다. 여기에 아내의 정성이 들어간 또 한 가지 음식이 있는데, 바로 마늘장아찌다. 마늘장아찌는 김준형 씨가 평소 좋아하던 음식이기도 하지만 암 선고를 받은 후부턴 의식적으로 더 챙겨 먹게 된 음식이다. 마늘의 항암효과가 크다고 알고 있기 때문이다.

일반적으로 마늘에 열을 가하면 몸에 좋은 효과가 떨어진다고 알려져 있는데, 그 이유는 마늘 껍질 밑에 있는 효소인 알리나제의 특성 때문이다. 우리가 마늘을 씹으면 알리나제 효소는 알리인과 결합해 파이토케미컬인 알리신을 만든다. 그런데 알리나제 효소는 열에 약해 가열하면 쉽게 파괴된다. 알리나제 효소가 파괴되면 알리인이 알리신으로 바뀔 수 없다.

그렇다면 마늘은 어떻게 조리해 먹는 것이 좋을까? 조리법을 달리하

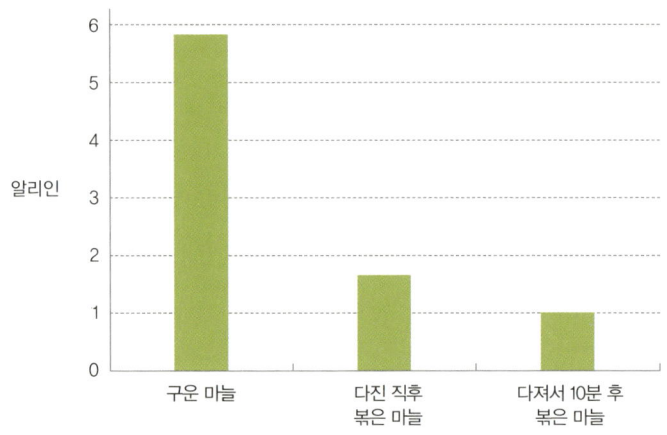

조리법에 따른 알리인 함량비교

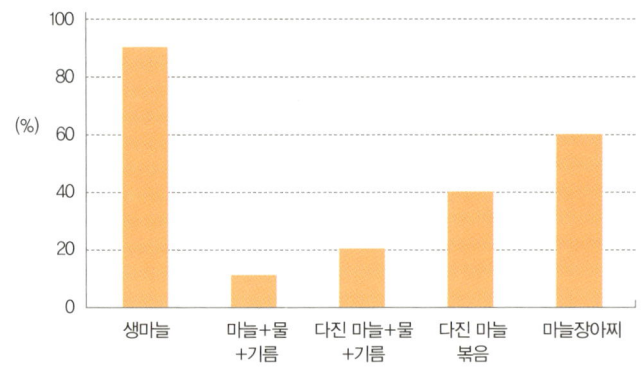

조리법에 따른 항산화력

면 효소의 양이 어떻게 달라지는지 〈생로병사의 비밀〉 제작진은 실험을 통해 알아보았다.

실험군은 세 가지 종류로 구분했다. 고깃집에서 즐겨 먹는 구운 마늘, 다진 마늘을 바로 볶은 것, 그리고 다져서 10분 후 볶은 마늘을 준비했다. 그리고 세 종류의 실험대상 마늘에서 알리인의 양을 측정했다. 알리인의 양이 많다는 것은 그만큼 알리나제 효소가 많이 파괴되었다는 뜻이다. 분석 결과, 구운 마늘의 효소가 열에 가장 많이 파괴돼 있었다.

그렇다면 조리법에 따른 항산화력은 어떨까? 생마늘, 마늘+물+기름, 다진 마늘+물+기름, 다진 마늘 볶음, 마늘장아찌 등 실험군을 다섯 가지로 구분했다. 분석 결과, 항산화력이 가장 강한 조리법은 단연 생마늘이었다. 그리고 여러 조리법 중에서 생마늘과 가장 차이가 나지 않는 것은 마늘장아찌였다.

마늘장아찌는 생마늘이 가지고 있는 강한 매운맛과 자극성이 없어 먹기에 좋으면서도 생마늘이 가지고 있는 생리활성기능은 대부분 가지고 있다. 게다가 스테미나를 증진시키고 인체를 건강하게 하는 결정적인 역할을 담당하는 설파이드 화합물이 생마늘보다 더 많이 들어 있다. 마늘장아찌는 마늘의 힘을 가장 많이 담을 수 있는 조리법인 것이다.

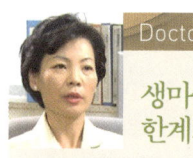

Doctor Says

생마늘에는 한계가 있다

"우리 실험 결과도 그렇고 다른 학자들의 연구 결과도 생마늘이 모든 생리활성 면에서 뛰어난 효과를 보인다. 그러나 생마늘은 자극적인 매운 맛을 지니고 있기 때문에 다량 먹었을 경우에 위장에 손상을 가져올 우려가 있어 많이 섭취할 수 없다는 단점이 있다.
_김미리 교수(충남대 식품영양학과)

항암성분이 풍부한
사과

김향숙(45) 씨가 세 달에 한 번 있는 정기검진을 위해 병원을 찾았다.

3년 전 암은 예고 없이 그녀를 찾아왔다. 일을 할 수 없을 정도로 심한 피로감과 지속적인 스트레스가 마흔둘이라는 젊은 나이에도 불구하고 결국 유방암을 일으킨 것이다.

발견 당시 암세포는 이미 유두와 유방 깊숙이 침범한 상태. 결국 그녀는 살기 위해 오른쪽 가슴을 포기해야 했다. 수술과 항암치료로 몸에서 암세포는 사라졌지만 그녀는 안심할 수 없었다. 김향숙 씨의 경우 폐경기 이전의 젊은 암환자였기 때문에 암의 재발이 더욱더 우려되는 상황이었다. 그녀는 암 재발과 싸우기 위해 제일 먼저 식습관을 바꾸기로 했다.

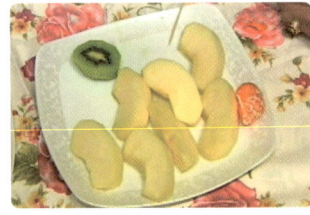

고기 위주의 고지방, 고칼로리의 식사를 피하고 선명한 색의 채소 위주로 식사를 바꾼 지 벌써 3년째. 처음에는 갑자기 바뀐 식단에 적응하기 힘들었지만 그녀는 소박한 식탁으로 건강을 찾았다. 그리고 식사 중간 공복에는 제철 과일을 먹으며 속을 달랜다. 그중에서도 그녀가 꼭 챙겨 먹은 것은 바로 사과다. 사과가 유방암에 특히 좋다는 연구 결과를 듣고 그녀는 매일 빼놓지 않고 사과를 먹고 있다.

미국 뉴욕에 위치한 코넬대학교에서는 과일을 이용해 암세포의 성장을 억제하는 연구가 활발히 진행 중이다. 특히 식품공학과의 루이하우리우 교수는 과일 속 파이토케미컬 효과를 저명한 과학잡지인 《네이처 Nature》에 발표해 학계의 주목을 받고 있다.

리우 교수팀은 과일 중에서도 사과 속 파이토케미컬의 효과에 주목하고 있다. 사과는 칼로리가 적은 반면 미네랄과 비타민 A, B, C 등을 많이 함유하고 있어 옛날부터 건강식품으로 알려졌다. 리우 교수팀은 연구를 통해 기존에 알려진 사과의 효과 외에도 사과 속에 케르세틴과 캠퍼롤 같은 강력한 항암성분이 풍부해 암을 억제하고 예방하는 능력이 뛰어나다는 것을 밝혀냈다.

사과의 항암효과는 쥐를 이용한 실험에서 입증되었는데, 리우 교수팀은 발암물질을 투여한 쥐에게 사람이 한 개와 세 개, 여섯 개를 먹었을 때와 같은 비율의 사과를 먹이고, 대조군에는 사과를 먹이지 않았다. 그리고 시간이 흐른 후, 사과를 먹인 쥐가 그렇지 않은 쥐에 비해 유방암 발생률이 크게 낮았음을 확인했다.

이 실험 결과에 대해 리우 교수는 "사과의 파이토케미컬 추출물은 매

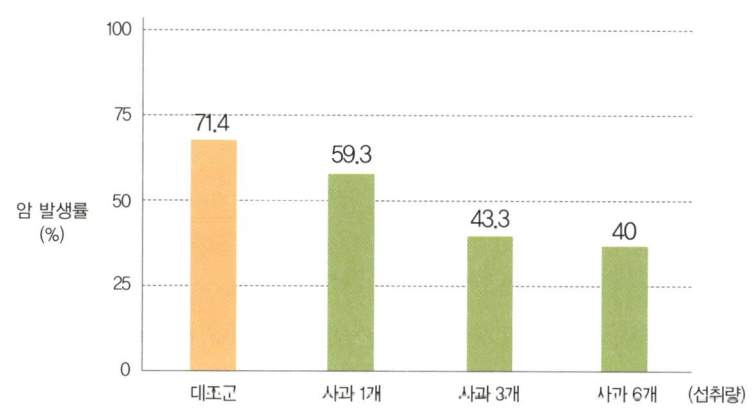

사과 섭취량과 유방암 발생률의 관계

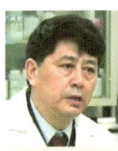

우 높은 항산화 효과를 가지고 있으며, 확산 억제 작용을 통해 암 세포의 성장을 억제시키는 데도 도움이 된다. 또한 사과 전체에서 추출한 추출물이 동물의 유방암 발생을 억제한다는 것을 입증해 준다."고 밝히고 건강과 암 예방을 위해 매일 다양한 채소와 과일을 먹을 것을 당부했다.

항암식탁의 단골메뉴, 귤

우리나라 귤의 최대 산지인 제주도. 귤의 주산지답게 제주도 사람들은 평소에도 귤을 많이 먹는다. 그렇다면 귤을 많이 먹는 제주도 사람들의 건강은 어떨까? 이를

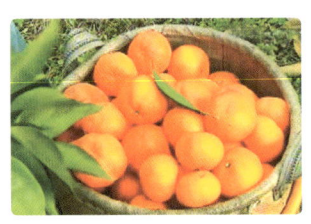

알아보기 위해 〈생로병사의 비밀〉 제작진은 감귤 주산지로 알려진 서귀포시 신례리 마을회관을 찾았다. 그런데 이곳에는 유난히 노인들이 많이 보인다. 주민 1,466명 중 무려 305명, 비율로 따지면 22%에 달하는 마을 주민들이 노인들이다. 더구나 이 마을 노인들은 대부분 직접 고된 농사일을 할 정도로 건강하다.

이 마을의 정석훈 할아버지는 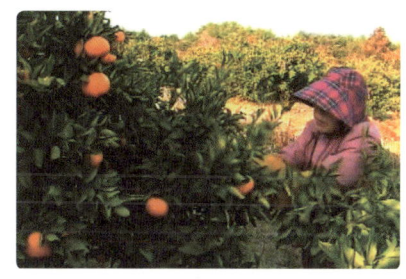 "79세까지 살면서 지금도 건강한 것은 밥 말고 귤을 많이 먹은 덕택이다. 하루에 한 25개 정도씩 먹었는데, 그게 건강을 지켜준 것이라고 생각한다."라고 말했고 양남춘 할아버지도 "75살까지 살면서 감기약 한 번 안 먹어보고, 병원에 가서 주사 한 대 안 맞아봤는데 그게 다 귤 덕분이다."라고 귤에게 감사를 표했다.

제주도 사람들에게 장수와 건강을 선물해준 고마운 귤. 하지만 귤이 가져다준 혜택은 또 있다. 제주도는 섬이라는 지역 특성 때문에 소금 섭취량이 다른 지역보다 높은 편이다. 또한 위암의 원인이 되는 헬리코박터파일로리균의 감염률도 전국 평균보다 높은 편에 속한다. 그런데 신기하게도 이렇듯 높은 발암요인들을 가지고 있음에도 불구하고 제주도의 위암 발생률은 다른 암과 함께 전국 평균에 비해 훨씬 낮다.

그 이유는 무엇일까? 제주대학교 의과대학 배종면 교수는 유난히 제주도 지역의 암 발생률이 낮은 이유를 감귤 속의 노란색을 내는 파이토케미컬 성분인 베타클립토키산틴에서 찾았다. 베타클립토키산틴은 폐암을 비롯한 여러 암에 대해 항암효과를 가진 물질로 밝혀졌는데, 베타클립토기산틴이 감귤에 많이 들어 있기 때문에 위

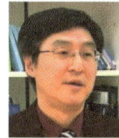

Doctor Says

감귤은 폐암도 예방한다

" 2000년도 초에 전 세계적으로 암과 음식에 대한 연구를 했는데, 그 연구 결과에 의하면 베타클립토키산틴이라고 하는 성분을 가진 음식을 많이 먹을수록 폐암이 예방된다. 그 베타클립토키산틴이 바로 감귤에 많이 들어 있다.

_배종면 교수(제주대 의과대학 예방의학교실)

에 좋지 않은 환경에도 불구하고 제주도 사람들의 위암 발생률이 낮다는 것이다. 이처럼 비교적 손쉽게 먹을 수 있는 귤의 항암효과가 널리 알려지면서 귤은 암환자들의 식탁에 자주 오르는 단골 메뉴가 되었다.

버릴 것 없는
포도

3대가 모여 사는 강무성(67) 씨 가족의 점심시간. 가족들이 즐겨 먹는 닭 가슴살 샐러드에 포도를 넣는데 그 방법이 조금 독특하다. 강무성 씨의 아내는 포도껍질을 벗기고 씨까지 빼낸 다음 포도 알맹이는 샐러드 위에 올리고, 포도 씨와 껍질은 집에서 만든 요구르트에 넣고 같이 갈아 포도 드레싱을 만든다.

이렇게 포도껍질과 씨로 맛을 낸 포도 샐러드를 먹는 것도 모자라 강무성 씨 가족들은 식사하기 전에 잊지 않고 포도즙을 마신다. 강무성 씨가 간암 수술을 받고 난 2년 전부터 지키고 있는 식사습관이다.

강무성 씨는 간암 수술 이후 즐기던 술을 끊고 채소 위주로 식단을 바꿨다. 그리고 조금씩 여러 번 식사를 하고 운동을 병행했다. 가족들은 강무성 씨의 건강이 이렇게 좋아진 것은 규칙적인 운동과 채소 위주의 식단 외에도 포도가 또 하나의 비결이라고 믿고 있다.

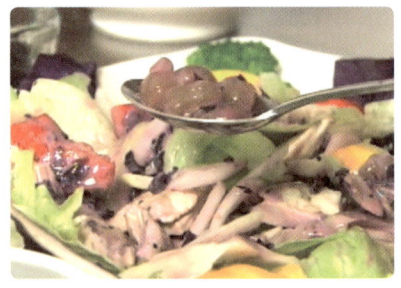

포도껍질과 씨로 맛을 낸 포도 샐러드

사시사철 집에 포도가 끊이지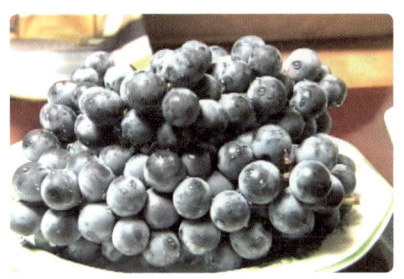
않을 만큼 강무성 씨 가족은 포도
를 좋아한다. 가족 중에는 강무성
씨만큼이나 특별하게 포도를 좋아
하는 사람이 또 있다. 바로 강무성
씨의 손자인 동균이다. 동균이는 8개월 만에 미숙아로 약하게 태어났지
만, 지금은 또래보다 키도 크고 운동도 잘 하는 건강한 어린이가 되었
다. 가족들은 동균이가 건강한 것 역시 포도 덕분이라고 믿고 있다.

요즘 할아버지인 강무성 씨는 동균이에게 포도를 제대로 먹는 법을
가르치고 있는 중이다. 강무성 씨가 가르치는 포도를 제대로 먹는 법은
특별한 게 없다. 다만 일반인들이 잘 먹지 않는 부위인 껍질과 씨까지
같이 씹어서 삼키라는 것. 이것이 강무성 씨가 손자에게 가르치는 포도
를 제대로 영양가 있게 먹는 방법이다.

포도가 인간의 몸에 유익하고, 특히 피를 맑게 해준다는 것은 예전
부터 많이 알려진 사실이다. 포도의 효능은 이것뿐만이 아니다. 지난
2001년 적포도의 추출물이 심혈관 질환을 예방하는 데 도움을 준다는
미국심장학회의 연구 결과를 비롯해 포도가 기억력 향상에 도움을 준
다는 2009년의 연구 결과, 그리고 최근에는 포도가 항암효과를 가지고
있다는 연구 결과까지 포도는 다방면으로 유익한 과일이 아닐 수 없다.
그렇다면 과연 포도의 어떤 성분 때문에 이렇게 놀라운 효능이 나타나
는 것일까?

식물은 곰팡이와 같은 미생물의 공격을 받으면 자기를 방어하기 위해
물질을 만들어내는데, 이 물질을 총칭해서 파이토알렉신이라고 한다.

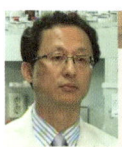
포도도 마찬가지로 열매가 익는 동안 수없이 외부의 공격을 받는다. 자외선과 곰팡이의 공격을 이겨내기 위해 포도는 스스로 자기 방어물질을 만들어내는데 그것이 바로 파이토알렉신의 대표적인 물질인 레스베라트롤이다.

외부 스트레스가 계속될수록, 포도는 점점 진해지며 항스트레스 물질이자 항암물질인 레스베라트롤을 계속해서 만들어낸다. 인위적인 환경이 아닌, 보다 친자연적인 환경에서 포도를 재배하면 포도의 효능이 높아지는 것도 바로 이 때문이다. 자연이 주는 스트레스를 견디며 포도는 스스로 강해지는 것이다.

최근 서울대학교 약학대학에서는 레스베라트롤과 암의 상관관계를 연구하고 있다. 연구팀은 쥐의 난소에 생긴 암 종양에 레스베라트롤을 투여했을 때 종양이 작아진 것을 확인할 수 있었다. 대장암 역시 마찬

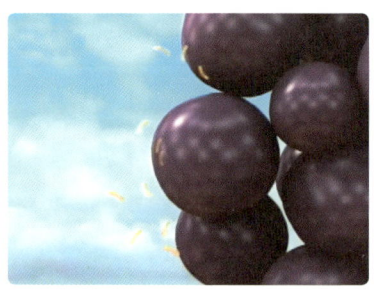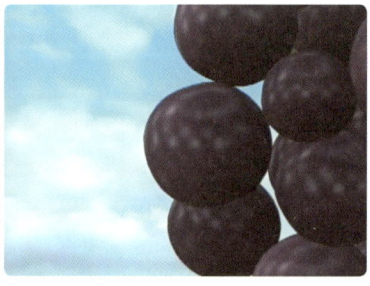

포도의 색은 시간이 지날수록 점점 진해진다. 자외선과 곰팡이 등 외부의 공격을 이겨내기 위해 레스베라트롤을 만들어내기 때문이다.

가지였다. 대장암을 유발하는 염증인
자를 투여한 다음, 레스베라트롤을 같
이 투여하면 암을 억제하는 것은 물론
이고 대장 내 망가진 융털이 다시 정상
적으로 생긴 것을 볼 수 있었다.

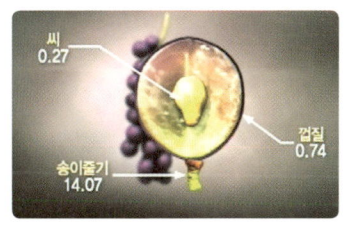

그렇다면 포도의 영양분은 어디에 가장 많이 들어 있을까? 〈생로병
사의 비밀〉 제작진은 우리나라에서 가장 많이 소비되는 캠벨 포도를
분석해보기로 했다. 분석 결과, 한 알의 껍질에 0.74㎍, 송이 줄기에
14.07㎍, 씨에 0.27㎍의 레스베라트롤이 함유되어 있었다. 놀랍게도
레스베라트롤은 사람들이 먹지 않는 부위인 송이 줄기와 껍질, 그리고
씨에 많이 들어 있고 정작 우리가 먹는 알맹이에는 거의 들어 있지 않
았다.

포도 껍질과 씨에 함유되어 있는 레스베라트롤은 강력한 항산화 기
능과 항암작용을 한다. 따라서 포도의 이러한 효능을 누리기 위해서는
포도를 먹을 때 포도 알맹이뿐만 아니라 포도껍질과 포도 씨까지 함께
먹는 것이 좋다.

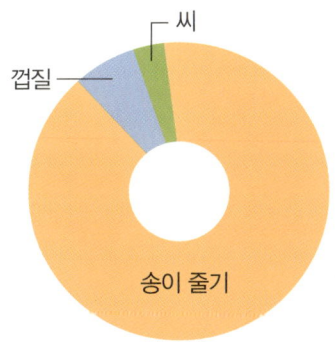

포도 부위별 레스베라트롤 함량

녹차는
마시지 말고 먹어라

우리나라 최대의 녹차산지인 보성. 녹차가 흔한 곳인 만큼 이곳 사람들은 녹차를 즐겨 먹는다. 잎을 우려낸 녹차를 매일 마시는 것은 물론 녹차 잎을 넣은 비빔밥도 즐겨 먹는다. 이 마을 주민인 김어순(70) 씨도 속이 쓰리거나 체했을 때 약 대신 녹차 잎을 먹거나 녹차를 진하게 우려내서 마신다. 이 마을 사람들은 위를 편안하게 하는 데 녹차만큼 좋은 약이 없다고 믿고 있다. 녹차 덕분인지 몰라도 실제로 이 마을에서는 위암은 물론 위장병에 걸린 사람도 찾아보기 어렵다.

녹차에 들어 있는 카테킨 성분인 EGCG는 우리 몸에 좋은 파이토케미컬 물질로 항산화 작용, 항암작용을 한다. 최근 연구에서는 치매와 알츠하이머병의 진행까지 막아주는 유용한 물질로 밝혀졌다.

항암효과가 뛰어나다고 알려진 녹차의 효능은 과연 어느 정도일까? 미국 뉴저지 주에 위치한 러트거스대학교의 존 박사팀이 녹차에 들어 있는 EGCG의 효능을 밝히는 실험을 진행했다. 선천적으로 대장암 발생 위험이 높은 쥐를 대상으로 녹차의 카테킨 성분인 EGCG를 투여하고, 녹차의 EGCG 성분을 투여하지 않은 대조군의 쥐와 비교해보았다.

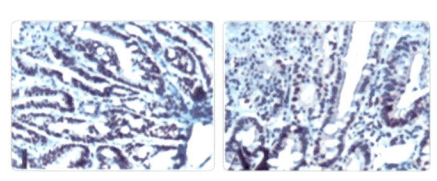

녹차의 EGCG 투여 실험 결과
(좌)일반 사료를 먹인 경우 (우)일반 사료와 녹차 추출물 (EGCG)를 먹인 경우

실험 결과, 녹차 추출물을 투여하지 않은 쥐들은 암세포 증식을 나타내는 단백질의 수치가 매우 높은 반면, 녹차 추출물을 투여한 쥐들은 암세포

증식을 보여주는 단백질의 수치가 낮았다. 다시 말해 녹차의 EGCG가 종양세포의 성장을 억제한 것이다.

같은 대학교의 알렌코니 박사팀도 또 다른 여러 연구를 통해 녹차의 다른 효능을 밝혀내고 있는데, 최근 실험을 통해서는 녹차가 자외선에 손상받은 세포, 즉 암으로 발전할 수 있는 돌연변이 세포를 스스로 죽게 만든다는 사실을 밝혀냈다. 이 효능은 운동과 병행했을 때 더 크게 나타났다.

그렇다면 암의 재발을 막으려면 녹차를 어떻게 먹는 것이 효과적일까? 보통 물 대신 녹차를 하루 열 잔 이상 마셔야 항암효과를 볼 수 있다고 한다. 하지만 하루 열 잔 이상 녹차를 꾸준히 마실 수 있는 사람은 많지 않다. 이것보다 더 쉬운 방법은 없을까?

전문가들은 녹차를 마시기보다는 먹으라고 권고하고 있다. 실제로 일본에서는 녹차 분말이나 쌀 등 녹차 잎을 이용한 다양한 음식들이 속속 등장하고 있다. 이제 찻잎을 우려서 마시는 시대를 넘어서 녹차를 직접 먹는 시대로 넘어가고 있는 것이다.

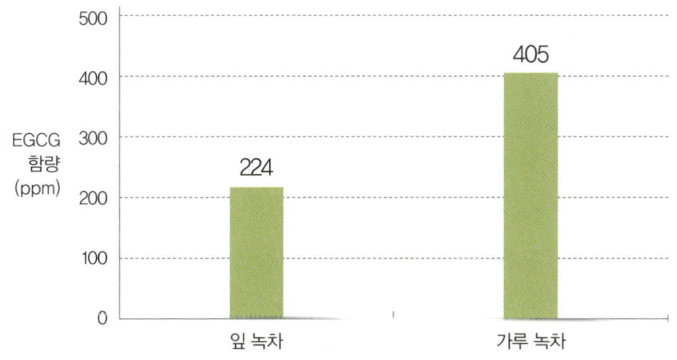

잎 녹차와 가루 녹차의 EGCG 함량 비교

실제로 마시는 녹차와 먹는 녹차의 영양을 비교해보면, 먹는 쪽이 마시는 쪽보다 적게는 두 배, 많게는 여덟 배 이상 영양분을 더 많이 섭취할 수 있다는 연구 결과가 있다. 자극적인 맛에 길들여진 우리나라 사람이 녹차를 먹거나 즐겨 마시기란 쉽지 않다. 하지만 암이 발병하는 것을 억제하고 건강한 삶을 누리기 위해서는 녹차를 가까이 하는 것이 좋다.

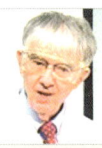
그 외 항암식품으로 알려진 채소와 과일들

지금까지 항암식품으로 알려진 사과, 마늘, 토마토, 귤, 포도 등 여러 가지 과일과 채소에 대해 살펴보았다. 여기서 드는 의문 한 가지. 위에서 언급한 과일과 채소만 항암효과를 가지고 있는 것일까? 당연히 아니다.

2004년 미국 농무부는 우리 몸속의 활성산소를 과일과 채소가 얼마만큼 흡수해서 없앨 수 있는지를 객관적으로 볼 수 있게 수치화한 항산화 지수, 즉 '오락(ORAC, 활성산소 흡수능력) 리스트'를 발간했다. 즉 오

락 지수가 높을수록 항산화 작용
이 높아 암을 비롯한 각종 질병을
예방할 수 있다는 뜻이다.

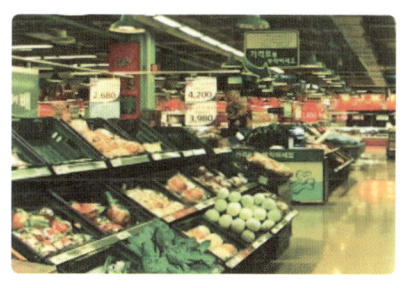

이 리스트에 따르면 블루베리
의 항산화 지수는 100g 당 2,400
오락, 딸기는 1,540오락으로 과일 중에서 상위권을 차지하고 있다. 채
소 중에서는 시금치가 1,260오락, 싹양배추가 980오락으로 항산화 능
력이 뛰어나다. 이밖에도 팥과 강낭콩 등의 콩류와 체리, 자두, 건포도,
케일 등의 과일과 채소가 오락 지수의 상위권을 차지하고 있다. 상위권
을 차지하고 있는 채소와 과일들은 보통 색깔이 선명하다는 공통점을
가지고 있다.

오락 리스트를 발표한 미국 농무부는 하루에 3,000오락 이상 먹을
것과, 과일과 채소마다 각각 효과가 다르기 때문에 다양한 색깔의 과일
과 채소를 먹을 것을 권장하고 있다. 항암식단을 꾸릴 때 이 리스트를
기억하고 활용하면 좋다.

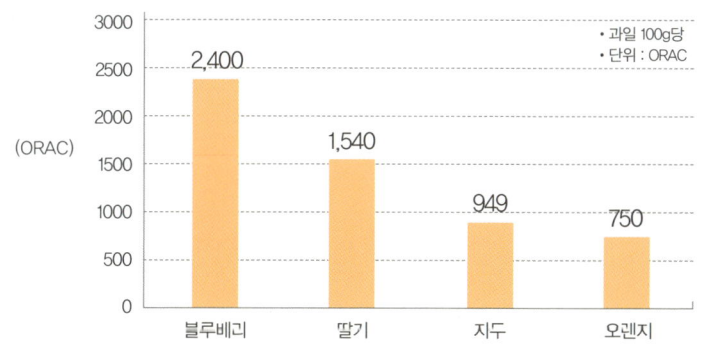

항산화 지수 리스트

김치의 항암효과

　최미선 씨 부부는 6년 전, 오랜 서울생활을 접고 이곳 양평으로 내려왔다. 당시 유방암 3기 진단을 받았던 최미선 씨는 말 그대로 생사의 갈림길에 서 있었다.

　"병원에서 시한부 사형 선고를 하시더라고요. 림프절에 잡히는 게 너무 많다고, 짧으면 삼 개월, 길면 육 개월 정도라고. 너무 충격을 받아서 그 자리에 주저앉았어요."

　한바탕 절망이 휩쓸고 지나간 자리엔 꼭 살아야겠다는 최미선 씨의 굳건한 의지만 남았다. 그때 최미선 씨의 눈에 들어온 것이 바로 김치였다. 최미선 씨는 힘겨운 항암치료 기간을 버틸 수 있었던 것은 김치 덕분이었다고 말한다.

　"항암주사 맞고 오면 일주일 동안 아무것도 먹을 수가 없었어요. 물을 먹어도 토하니까. 그래도 어느 정도 먹어야 살 수 있으니까 일단은 고운 미음

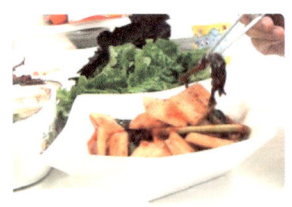

을 쒀서, 미음에다 김치찌개를 해서 먹었어요. 그러니까 조금씩 제가 살아나더라고요."

　최미선 씨의 냉장고엔 언제나 서너 가지의 김치가 준비되어 있다. 이렇게 김치 위주로 채식을 하면서, 항암치료와 정기검진도 게을

리하지 않았다. 그러기를 꼬박 6년, 최미선 씨는 마침내 꿈에도 그리던 완치 판정을 눈앞에 두고 있다.

　최미선 씨의 믿음처럼 김치가 실제로 암 치료에 긍정적인 영향을 준 것인지, 〈생로병사의 비밀〉 제작진은 부산대학교 식품영양학과 박건영 교수팀에게 의뢰해 실험을 통해 알아보기로 했다. 먼저 쥐를 두 그룹으로 나누어 한쪽에만 김치 추출물을 주사한 뒤, 전이속도가 빠른 암세포를 양쪽 쥐의 꼬리에 투여했다. 암세포는 불과 4일 만에 폐까지 전이됐지만, 두 그룹의 반응은 크게 달랐다. 사전에 김치 추출물을 주사한 쥐의 경우, 그렇지 않은 쥐보다 암세포의 수가 적었고 발생 범위도 좁게 나타났다.

　실험 결과에 대해 박건영 교수는 "김치 추출물이 면역을 높여주는 것은 물론 암 유전자와 암세포의 세포주기 등 암과 관련된 유전자를 억제하고 암세포의 전이도 억제하는 효과가 있었다."고 말했다.

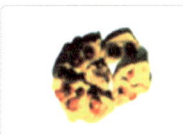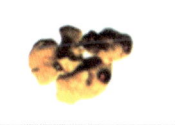

김치 추출물과 암세포의 발생 관계
(좌)일반 사료를 먹인 쥐의 종양 (우)김치 추출물을 주사한 쥐의 종양

　그렇다면 김치의 어떤 성분이 항암효과를 불러오는 것일까? 김치의 재료인 배추, 마늘, 생강, 고추 등에는 다양한 파이토케미컬이 함유돼 있다. 이 파이토케미컬은 인체에 들어가 발암물질을 몸 밖으로 배출시키는 한편, 암 성장을 촉진하는 단백질을 차단해 성장을 억제하고 암세포를 스스로 죽게 만든다. 또 발효된 김치에는 요구르트의 네 배에 달하는 유산균이 들어 있는데, 지난해 유럽 미생물협회에서 유산균이 유방암 세포의 성장을 억제시킨다는 연구 결과를 내놓기도 해 김치가 여러모로 항암효과가 있는 것이 밝혀지고 있다.

어떻게 먹어야
항암식탁이 되는가?

　　　　　　지금까지 항암효과가 있는 식재료들을 중심
으로 암을 치료하고 재발을 예방하는 식단에 대해 살펴보았다. 그러나
'어떤 것을 먹을까' 만큼이나 중요한 것은 '어떻게 먹을까'다.

　　대한암예방학회에서 암을 예방하는 밥상으로 제시한 식단을 한번 살
펴보자. 잡곡밥, 된장찌개, 김치, 생선 등 모두 우리에게 낯이 익은 소
박한 전통식이다. 암예방학회는 이런 우리나라 고유의 전통적인 밥상
에 채소와 과일이 더해지면 암을 예방하는 데 더할 나위 없이 좋은 식
단이 된다고 강조한다. 우리나라 고유의 식단은 자연에서 얻은 재료만
을 쓰기 때문에 면역력을 길러줄 뿐만 아니라 항암식단으로서의 가치

가 높다.

　암에 걸리게 하는 원인이 되기도 하고, 반대로 암의 예방을 돕기도 하는 음식의 두 얼굴. 과연 어떻게 먹는 것이 우리 몸에 좋은지 지금부터 살펴보자.

소식은 근원적으로
만병을 예방한다

　요즘 텃밭 가꾸는 재미에 푹 빠져 있는 고영봉(72) 씨. 서울에서 출판사를 경영하며 바쁘게 살았던 그다. 운동도 좋아하고 무엇이든 잘 먹는 건장한 중년 남성이었다. 하지만 10년 전, 이상함을 느끼고 찾았던 병원에서 청천벽력 같은 암 선고가 떨어졌다. 대장암 초기와 전립선암 3기라는 진단을 받은 것이다. 대장암 수술을 하고 항암치료 기간이 끝난 뒤 모든 걸 정리하고 남양주로 내려온 고영봉 씨는 직접 텃밭을 가꾸며 다양한 색깔의 채소를 골고루 섭취하는 것으로 식습관을 완전히 바꿨다.

　채식 위주의 식습관으로 바꾸면서 무엇보다 가장 먼저 신경 쓴 것은

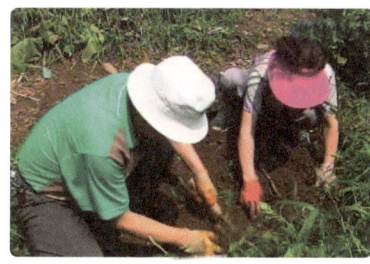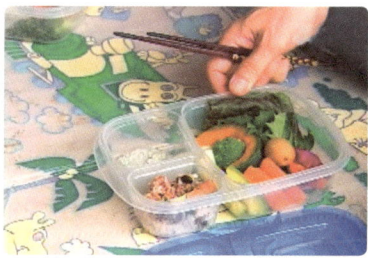

직접 텃밭을 가꾸며 꾸준히 채식 위주의 식사를 하는 고영봉 씨. 무엇보다 먹는 양에 신경을 쓴다.

식사량이었다. 고영봉 씨의 점심은 양은 적지만 식이섬유가 풍부한 식단으로, 현미밥 약간에 구운 고구마 반쪽, 그리고 다양한 종류의 채소들로 구성된다. 아침과 저녁은 이보다 더 적게 먹는다. 식사량이 많은 사람들이 보기에는 이 정도의 식사량만으로 생활이 가능할까 싶을 정도로 적은 양이다.

"처음에는 소식을 하기가 굉장히 힘들었어요. 왜냐면 위가 늘어나 있는 상태니까. 6개월 정도 아주 굉장히 힘든 과정을 겪으면서 조금씩, 조금씩 줄였어요. 한꺼번에 줄이면 허기가 지니까요."

철저한 소식과 함께 운동을 병행하면서 체중이 줄기 시작했다. 현재 그의 몸무게는 62kg, 10년 전보다 20kg 이상 빠졌다. 몸이 가벼워지면서 신체기능도 정상으로 회복되기 시작했다. 그리고 몸속에 끈질기게 자리 잡고 있던 암 덩어리도 서서히 사라졌다. 현재 그의 몸 상태는 암 발생 전보다도 훨씬 건강한 상태다. 철저한 소식과 채식 위주의 식사, 그리고 꾸준한 운동이 고영봉 씨의 건강을 찾게 해준 것이다. 그렇다면 정말 고영봉 씨가 주장하는 대로 소식이 고영봉 씨의 건강을 찾아준 것일까?

소식이 몸속의 활성산소를 줄여 노화를 막고 여러 질병의 발병을 막는다는 사실은 과학적으로 검증된 바 있다. 미국 위스콘신-메디슨 대학교에 있는 국립영장류연구센터. 이곳에서는 세계 최초로 영장류를 대상으로 한 소식 실험을 20년째 진행하고 있다. 76마리의 리서스 원숭이를 두 그룹으로 나눠 한 그룹에는 평소 먹는 양대로, 다른 그룹의 원숭이에게는 평소 양의 70%만을 먹도록 했다.

실험이 진행된 지 20년. 이 두 그룹의 원숭이에는 어떤 차이가 있을

까? 올해 29세와 30세가 된 두 마
리의 리서스 원숭이. 사람으로 치
면 환갑을 훌쩍 넘긴 나이다. 29세
의 리서스 원숭이는 소식을, 30세
의 리서스 원숭이는 그동안 정상
식사를 해왔다. 같은 나이대지만

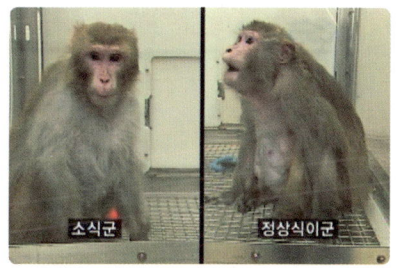

소식을 한 원숭이와 정상식사를 한 원숭이

한눈에도 외견상 차이가 뚜렷하다. 소식을 한 원숭이는 겉모습도 훨씬
젊어 보이고 활기도 넘친다. 반면 정상적으로 식사를 해온 원숭이는 움
직임도 둔하고 얼굴과 몸에 주름도 더 많이 생겼다. 30%의 식사량 차
이가 가져온 놀라운 변화다.

실제 두 원숭이의 운동량과 활동량의 차이는 더 크다. 두 마리의 원
숭이에게 간식을 주면 소식을 한 원숭이는 일어서서 간식을 먹으려고
하는 적극성을 보이는 반면에 정상적으로 식사를 한 원숭이는 간식조
차 거부하는 소극적인 모습을 보인다. 두 그룹의 사망률과 질병 발생률
차이를 살펴보면 더욱 놀랍다. 지난 20년간 정상적으로 식사를 한 원숭

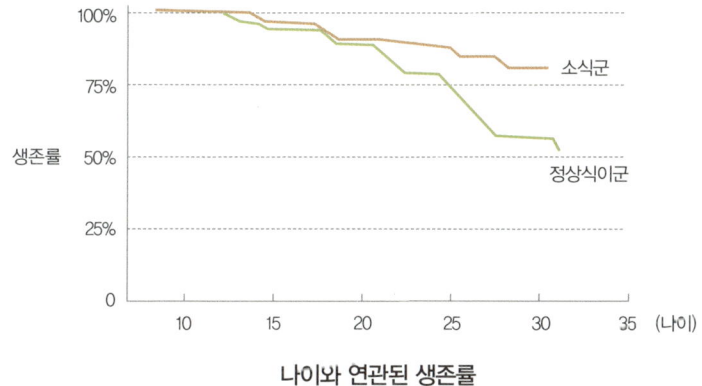

나이와 연관된 생존률

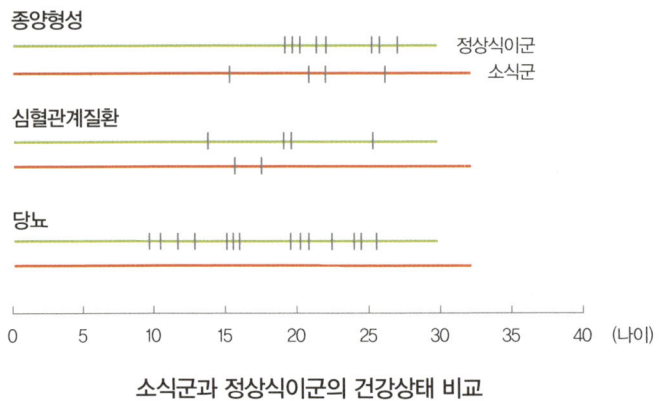

종양형성　　　　　　　　　　　　　　　정상식이군
　　　　　　　　　　　　　　　　　　　소식군

심혈관계질환

당뇨

0　　5　　10　　15　　20　　25　　30　　35　　40　(나이)

소식군과 정상식이군의 건강상태 비교

이는 실험 개체의 37%가 노화로 사망했지만, 소식을 해온 원숭이의 사망률은 실험 개체 숫자의 13%에 불과했다. 또 종양과 심혈관계질환 발생률도 소식을 한 원숭이들에 비해 정상적으로 식사를 한 원숭이들의 발병률이 1.5배나 높았고, 정상적인 식사를 한 원숭이들의 절반 정도가 당뇨에 걸린데 반해 소식을 한 원숭이들은 단 한 마리도 당뇨에 걸리지 않았다. 지금까지의 실험 결과, 소식을 한 원숭이들과 정상적으로 식사를 한 원숭이들 사이에는 건강상으로 큰 차이가 있었다.

소식을 해서 건강을 되찾겠다고 마음먹었던 고영봉 씨의 선택이 옳았던 셈이다. 항암치료 기간에는 소식보다 단백질이 풍부한 음식을 많이 섭취해 체력을 비축하고 암과의 싸움을 벌여야 한다.

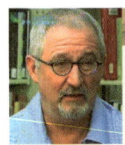

Doctor Says

소식은 노화와 질병을 막아준다

" 리서스 원숭이들에게서 가장 흔하게 발견된 노화로 인한 질병은 암이었다. 특히 소화기계통의 암, 그중에서도 대장암이 많다. 그런데 소식한 원숭이들은 그 발병률이 반으로 줄었고, 노화로 인한 심장 기능부진 역시 많이 줄었다. 이런 사실로 볼 때 소식을 하는 원숭이들은 노화와 함께 찾아오는 질병들에 잘 걸리지 않는다는 것을 알 수 있다.
_리처드 웨인드럭 교수(미국 국립영장류연구센터)

하지만 항암치료 기간이 끝난 후에는 식이섬유가 풍부한 음식으로 소식하며 암의 재발을 막아야 한다.

매일 다섯 가지 이상의
과일과 채소를 섭취하라!

이경희(56) 씨는 오늘도 어김없이 유기농 채소가게에 들렀다. 그녀가 유난스러울 정도로 유기농 채소와 과일을 챙겨 먹게 된 것은 5년 전, 유방암 2기 진단을 받으면서부터다.

투병생활을 시작하면서 그녀의 식단에도 커다란 변화가 있었다. 매 끼니마다 빠지지 않는 채소와 과일들. 채소와 과일을 먹는 방법엔 이경희 씨 나름대로의 법칙이 있다. 제철에 나는 신선한 것으로, 여러 가지 골고루 먹는다는 것. 다섯 가지 이상 들어가는 과일즙도 그중 하나다. 암을 이겨내기 위해 바꾼 식습관은 이경희 씨가 20년 넘게 앓아 온 변비와 위궤양까지 낫게 했다.

정기검사 결과가 나오는 날, 이경희 씨가 병원을 찾았다. 검사 결과 그녀의 몸에선 어떤 이상도 발견되지 않았다. 봄이 되면 이경희 씨는 암 완치의 기준이 되는 만 5년을 맞는다. 그간의 노력으로 볼 때, 어쩌면 당연한 결과인지도 모른다. 아직도 암과 싸우고 있다고 말하는 이경희 씨. 하지만 그녀는 암

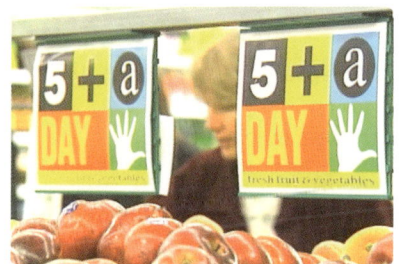

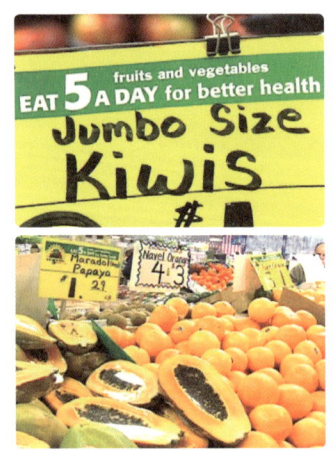

을 증오하지 않는다고 말한다. 암 덕분에 잃어버렸다고 생각한 건강을 되찾았기 때문이다.

채소와 과일은 하루 어느 정도 먹어야 이상적일까? 미국의 한 유기농 매장에는 채소와 과일 진열대마다 'Eat 5 a Day'라는 팻말이 꽂혀 있다. 이른바 채소와 과일을 하루 다섯 접시 이상 먹자는 것이다. 이 캠페인은 1991년, 미국 국립암센터를 중심으로 시작됐고 미국 주정부와 식품기업들이 후원사로 나서서 전국적으로 확산된 암 예방과 질병 예방 캠페인이다. 우리나라에서도 얼마 전부터 가족 건강을 위해 하루에 세 번, 여섯 가지 채소와 과일을 다섯 가지 색상별로 먹자는 '채소과일 365 가족건강 365' 캠페인을 시작했다.

그런데 현실적으로 하루에 다섯 접시 이상을 먹을 수 있을까? 이 캠페인에서는 오렌지 주스 한 잔이나 바나나 한 개를 한 접시로 치고, 채소 샐러드 한 끼는 두 접시로 환산한다. 한 접시의 양이 생각보다 많지 않으니 조금만 신경 쓰면 누구나 쉽게 하루 다섯 접시 이상의 채소와 과일을 먹을 수 있다.

그렇다면 왜 하루에 다섯 접시 이상의 다양한 채소와 과일 섭취를 권장하는 것일까? 채소와 과

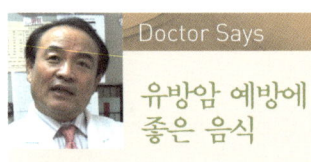

Doctor Says

유방암 예방에
좋은 음식

"유방암의 원인을 따져본다면 고지방 고칼로리 음식이 제일 문제다. 그래서 가능하면 신선한 채소와 과일을 많이 먹고, 단백질은 주로 지방질이 없는 부위의 고기를 먹고, 청국장이나 두부 같은 콩 음식을 많이 먹어야 좋다.
_백남선 교수(원자력병원 외과)

일에 들어 있는 파이토케미컬의 효능과 효과가 각각 다르기 때문에 최대한 여러 종류의 과일과 채소를 섭취해 암을 비롯한 여러 가지 병원균이 들어올 틈을 원천적으로 차단하기 위해서다. 최대한 채소와 과일은 가리지 않고 많이 섭취하는 것이 좋다.

위암에는 자극 없고 소화 잘되는 식단이 답이다

일본 사이타마(埼玉縣) 현 후지미 시. 미요코(77) 씨 부부가 식사 준비에 여념이 없다. 미요코 씨 부부는 둘 다 위암 수술을 받은 암환자 부부로 조심스럽게 식사를 준비한다. 특히 미요코 씨의 경우 암으로 인해 위를 모두 절제했기 때문에 주치의가 정해준 식이요법을 철저히 따르고 있다.

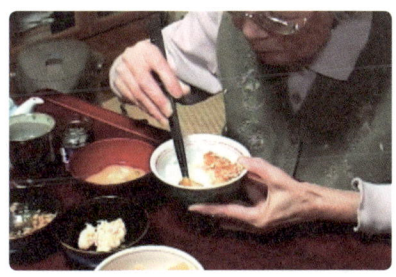

소화가 잘되는 죽에 잘게 으깬 고기를 먹고 있는 미요코 씨. 그녀는 채소는 가리지 않고 먹되 절대 기름에 볶지 않는다. 샐러드를 만들 때도 당근과 양파, 감자를 전자레인지에 데운 후 마요네즈를 조금 넣어 만든다.

미요코 씨 부부의 소박한 밥상에 오른 음식은 간단하다. 기름에 볶지 않은, 자극이 없고 간이 덜 된 채소반찬에 밥 대신 소화가 잘되는 죽을 준비한다. 또 영양 균형을 위해 가끔 육류가 올라오더라도 고기를 잘게 으깬 후 소화가 잘되는 부위만 올리고 기름기가 많은 부위는 되도록 먹지 않는다. 조심스러운 식사 준비뿐만 아니라 식탁에 올릴 채소도 땅을

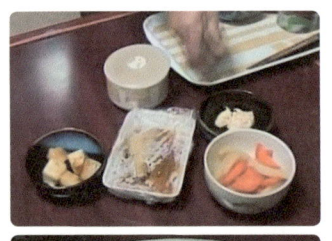
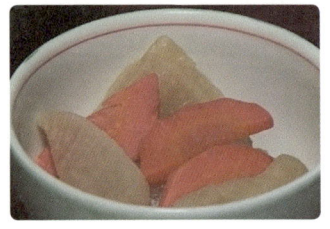

빌려 직접 재배할 정도로 미요코 씨 부부는 음식에 까다롭다.

　오늘은 미요코 씨의 정기검진이 있는 날이다. 일본에서 암 수술과 식이요법의 대가로 알려진 주치의 미우라 원장이 부부를 반갑게 맞았다. 미요코 씨는 여든이 다된 나이에 위를 절제하는 큰 수술을 받았지만 항암식단을 잘 유지한 덕택에 다행히 수술 후유증이 발견되지 않았다.

　책을 통해 대중에게도 널리 알려진 미우라 원장은 자신이 맡고 있는 위암 환자들에게 딱딱하고 기름진 음식은 절대 금물이며, 대신 소화에 좋은 음식과 채소, 과일을 먹으라고 권한다. 이 식단만 지킨다면 암을 이겨낼 수 있다고 확신하는 것은 미우라 원장 역시 본인도 위암 수술을 받은 위암 환자이기 때문이다. 미우라 원장은 환자들의 입장에서 최대한 항암식단을 전파하고 있다.

　미우라 원장이 권하는 항암식단은 어찌 보면 간단하다. 기름진 음식이나 자극이 강한 음식은 가급적 먹지 말 것, 소화에 좋은 음식을 먹을 것, 흰 살 생선이나 기름이 많지 않은 닭고기, 채소류를 먹을 것, 많은 양을 먹지 말고 음식을 꼭꼭 씹어 먹을 것. 이렇게 1~2년 정도 이 식단을 따르면 위암 수술을 받은 환자나 위궤양 환자들도 어떤 제약 없이 식사를 즐길 수 있게 되고, 무엇보다 건강을 회복할 수 있다고 미우라 원장은 힘주어 말한다.

특정식품의 집중적 섭취는
오히려 모자람만 못하다

만약 항암효과가 뛰어나다고 알려진 특정 식품을 집중적으로 먹거나 특정 성분만을 농축해서 먹는다면 어떨까 하는 의문이 생긴다. 치료에 더 효과적이진 않을까?

하지만 아직까지는 우려의 목소리가 많다. 실제 임상실험에서는 전혀 예상치 못한 결과가 확인되기도 했다. 당근과 녹황색 채소, 해조류에 많이 들어 있는 베타카로틴은 항산화 작용을 하며 항암효과도 있다고 알려진 파이토케미컬 물질이다. 그런데 흡연자를 대상으로 베타카로틴을 약제로 복용하게 하자 오히려 폐암 발생률이 증가했다는 예상치 못한 결과가 나왔다.

몇 해 전 국내에서도 큰 논란을 불러왔던 호주 뉴사우스웨일스 주 암협회의 "유방암 환자의 경우 콩 보충제와 식물성 에스트로겐 보충제 섭취를 피할 것을 권고한다."는 내용도 같은 맥락이다. 우리가 알고 있기로는 콩에 들어 있는 이소플라본은 항산화 작용, 항암작용을 하는 이로

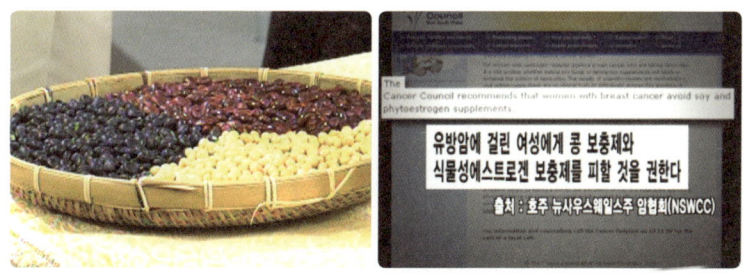

콩이 암에 좋다는 소문이 퍼지면서 콩류를 보충제의 형태로 섭취하는 유방암 환자들이 많다. 하지만 과잉 공급된 콩의 이소플라본은 오히려 암의 성장을 촉진시킬 수 있다.

운 물질이다. 그런데 유방암 환자는 콩 보충제 섭취를 하지 말라니, 어찌된 영문일까?

미국 국립암연구소 등의 여러 연구에 따르면, 유방암 환자의 경우 여성 호르몬인 에스트로겐이 유방암 성장을 촉진시키는데 호르몬 수용체가 양성인 유방암 환자들에게는 과잉 공급된 이소플라본이 약한 에스트로겐 역할을 함으로써 암 성장을 촉진시킨다고 한다. 따라서 식품으로서의 콩 섭취는 적극 권장하지만 알약 등 이소플라본이 농축된 보충제로서의 섭취는 피하는 것이 좋다고 발표한 것이다.

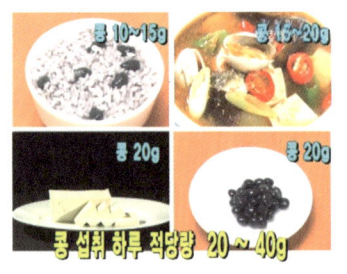

음식 안에 들어 있는 콩의 양

그렇다면 유방암 환자의 경우 콩 섭취는 어느 정도가 적당할까? 암 예방을 위해 필요한 이소플라본의 양은 약 25mg, 검은 콩으로 치면 약 90g에 해당하는 양이다. 다시 말해 매끼 20~40g 정도만 먹어도 충분하다는 말이다. 음식으로 계산하면 콩자반은 두 접시 정도, 두부는 두 모, 잡곡밥은 세 공기 정도다. 만약 콩을 싫어하는 사람이라면 두부나 콩나물, 콩국수 등 다른 방법으로 콩 성분을 섭취하는 것도 좋다.

간혹 된장찌개나 청국장을 많이 섭취하는 경우, 된장에 들어 있는 소금이 위벽을 손상시켜 발암물질의 침투가 쉬워져 위암 발생률이 높아지지 않을까 걱정하는 사람이 있다. 하지만 된장은 된장 자체가 가진 항암효과가 큰 만큼 지나치

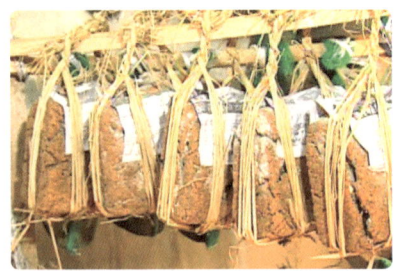

게 많은 양을 섭취하지만 않는다면 훌륭한 항암식품이라는 의견이 지배적이다.

콩이든 채소든, 아무리 항암식품으로 좋은 식재료라 하더라도 한 가지 식단만을 고집하는 것은 균형성을 상실하여 오히려 역효과를 낼 수 있다. 그러므로 지나침은 모자람만 못하다는 옛 격언을 꼭 기억하도록 하자.

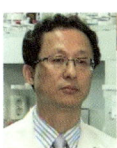

Doctor Says

특정 성분의 집중적 섭취는 위험하다

" 한 가지 음식을 선택해서 집중적으로 섭취하면 식품을 떠나서 약의 개념이 되어 버린다. 식품에 있는 어떤 특정 성분이 암 예방 효과가 있다고 해서, 그것만을 분리해 농축해서 먹는 것은 아직까지는 삼가야 한다. 단일성분으로 분리해서 섭취했을 때 오히려 반대 결과가 나온 경우도 있기 때문이다.

_서영준 교수(서울대 약학대학)

癌중모색,

비만은 성인병을 불러올 뿐만 아니라 암을 유발하고 암의 치료까지 방해한다. 그래서 많은 전문의들이 암을 치료하고 재발을 막기 위해서는 체중관리가 중요하다고 말한다. 체중을 관리하기 위해서는 운동을 하는 것이 가장 효과적이다. 그런데 우리는 주변에서 암 판정 이후 운동으로 암을 이겨냈다고 말하는 환자들을 심심찮게 볼 수 있다. 정말 운동이 암을 치료하는 데 직접적으로 도움을 주었을까? 비만과 암과 운동의 상관관계, 그리고 암을 치료하고 예방하는 데 효과적인 운동법에 대해 살펴본다.

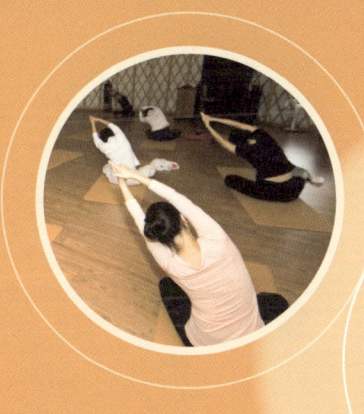

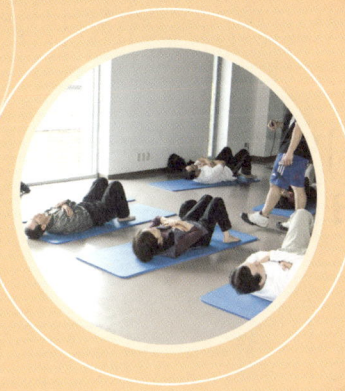

Part 02 운동으로 암을 이긴 사람들

움직여야 산다!

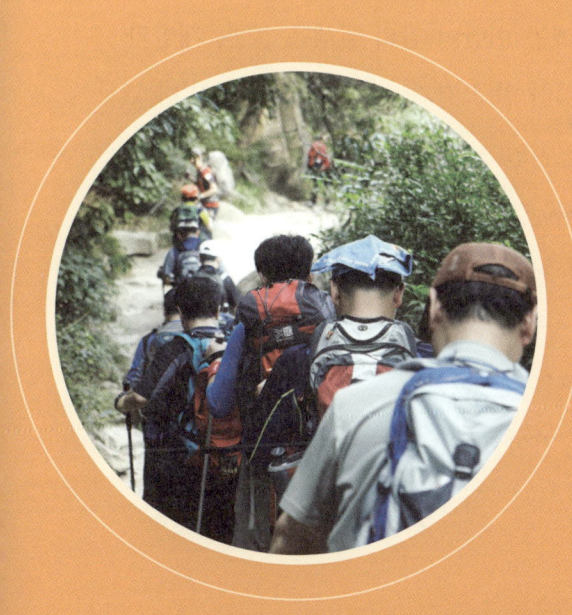

치명적인 동반자,
비만과 암

비만이 우리 몸에 좋지 않다는 것은 대부분의 사람들이 잘 알고 있지만, 최근에는 비만이 암의 발생은 물론, 재발과 전이에까지 영향을 미친다는 심각한 연구 결과가 속속 발표되고 있다.

실제 미국 암학회에서 고도비만인 사람들을 16년 간 추적 조사한 뒤, 정상체중인 사람에 비해 남자는 52%, 여자는 62%나 더 많이 암으로 인해 사망했다는 충격적인 결과를 내놓았다. 특히 남성 비만자는 대장암과 간암, 여성 비만자는 유방암과 자궁내막암 같은 특정 암에 더 많은 연관성을 가진 것으로 나타났다.

암환자들 중에는 암의 재발과 전이를 막고 건강한 삶을 위해 운동으로 체중을 관리하는 사람들이 많다. 과연 체중을 관리하는 것이 암의 재발과 전이를 막을 수 있을까? 이제부터 비만과 암 사이에는 어떤 관계가 있는지, 비만한 사람들에게 암의 발병과 재발, 그리고 전이가 많은 이유가 무엇인지 하나씩 밝혀보도록 하자.

운동으로 체중 관리하는
암환자들

작년 3월 유방암 진단을 받은 이묘향(50) 씨는 현재 암 치료를 위해 병원 근처 유방암 환자들의 쉼터에 머무르고 있다. 그녀는 함께 지내는 환자들 중에서도 다소 체격이 좋은 편에 속한다. 치료 때문에 1년 넘게 집을 떠나 있는 이묘향 씨. 이묘향 씨가 마음 놓고 집으로 돌아갈 수 없는 이유는 계속되는 암의 발생 때문이다.

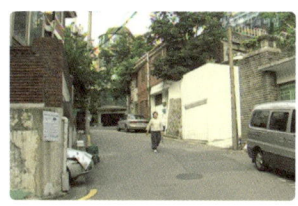

작년 3월 오른쪽 가슴에서 암 덩어리를 제거했다. 하지만 2개월 후 갑상선에서 추가로 1cm의 결절이 발견되었다. 새로 생긴 종양이었다. 이묘향 씨는 올 초에 갑상선암 수술을 다시 받았다. 하지만 불행은 계속 찾아온다고 했던가? 또다시 폐에서 결절이 발견돼 다시 조직검사에 들어간 상태다. 만일 암이 재발한 것이라면 이묘향 씨는 또 다시 고통스러운 항암치료를 시작해야 한다. 재발이 아니기를 바라며, 이묘향 씨는 매일 두 시간씩 걷기 운동으로 체중 관리에 힘쓰고 있다.

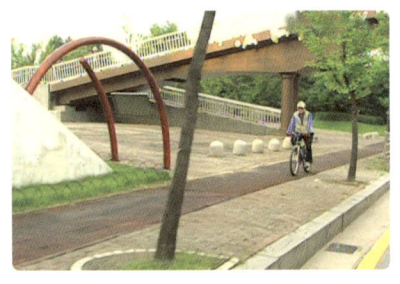

박종래(70) 씨 역시 건강을 위해 하루에 두 시간 정도 자전거타기와 걷기 등의 운동을 기본으로 하고 있다. 무리하지 않는 범위에서 적당한 유산소 운동과 근육 운동을 병행하고 있는 것이다. 그가 이렇게 운동을 열심히 하게 된 것은 2년 전 대장암 판정을 받은 후부터다.

암 진단을 받기 전 박종래 씨의 몸 상태는 어떠했을까? 젊어서부터 술자리를 즐기던 박종래 씨는 서서히 살이 찌기 시작해 체중이 10kg이나 늘었지만 대수롭지 않게 생각했다고 한다. 하지만 검사를 위해 찾았던 병원에서 뜻밖의 암 선고를 받았다. 박종래 씨의 항문에서 20cm 위, S자 결장에 위치한 암 덩어리는 대장의 3분의 1을 막고 있었다. 제거 수술을 받고 그것으로 끝인 줄 알았지만 종양을 제거하고 나서 1년 뒤, 이번에는 대장의 암세포가 간으로 전이되었다.

박종래 씨는 대장절제 수술 후 습관이 된 운동 덕분에 힘든 항암 치료를 거뜬히 견뎌낼 수 있었다. 운동하기 전과 비교했을 때 가장 큰 변화는 눈에 띄게 들어간 뱃살이다. 예전에는 한 움큼 잡혔던 뱃살이 지금은 거의 잡히지 않는다. 박종래 씨는 체중 관리를 위해 식습관도 신선한 채소 위주로

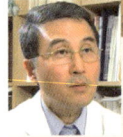

Doctor Says

비만은 전립선암을 늦게 발견하게 한다

"전립선암 환자가 비만하면 악성도가 높은 암이 생기거나, 암 진행이 많이 된 상태에서 진단이 된다. 전립선암은 PSA라는 검사를 통해 암 진단을 해야 하는데, 비만인 사람들은 실제보다 이 수치가 10~20% 낮게 나온다. 그러다보니 암이 꽤 진행되고 나서야 발견이 되는 것이다.
_박동수 교수(포천중문의대 분당차병원 비뇨기과)

모두 바꾼 상태다. 아직도 몸속에는 재발한 암세포가 그대로 남아 있지만, 박종래 씨는 암이 더 이상 커지지 않게 하려면 지금의 체중을 잘 유지하는 것이 중요하다고 믿고 있다.

비만세포는 염증을 만들고, 염증은 암을 일으킨다

비만은 우리 몸에서 쓰고 남은 잉여 지방들이 지방세포에 모여서 축적되고, 그 지방세포 하나하나의 크기가 커져서 뚱뚱해지는 것이다. 그런데 지방세포가 비만해져서 뚱뚱해지면 단순히 보기에만 좋지 않은 것이 아니라 우리 몸에도 엄청난 악영향을 미치기 시작한다.

비만으로 뚱뚱해진 지방세포는 만성염증을 일으키는 화학물질을 분비하는데, 비만 환자에게 흔한 당뇨나 고혈압, 심장병 같은 성인 만성질환도 이런 이유에서 시작된다. 그런데 더 놀라운 것은 지방세포가 만들어낸 염증이 심지어 암의 발생에까지 영향을 미친다는 사실이다.

염증이란 사실 외부의 공격으로부터 우리 몸을 지켜내는 하나의 면역반응이다. 외부의 공격에 의해 손상된 세포 조직은 염증이라는 면역 반응에 의해 서서히 복구된다. 하지만 염증이 수년 이상 지속되면 세포의 유전자는 오히려 손상을 입게 된다.

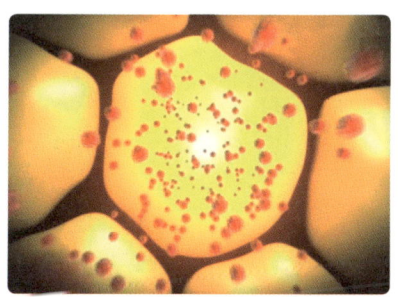

지방세포에서 분비되는 염증물질

문제는 뚱뚱해진 지방세포에서 분비되는 면역반응물질들이 염증을 장기화시킨다는 데 있다. 결국 염증으로 유전자에 손상을 입은 정상세포들은 암세포로 발전하고, 지방조직에서 보내오는 성장신호는 다시 암세포의 숫자를 늘리게 되어 악순환이 반복된다. 이때 특히 복부를 둘러싸고 있는 지방세포는 염증을 키우는 중요한 원인 중 하나로 주목받고 있다.

보통은 비만한 사람들의 뚱뚱한 뱃살을 보고 피하지방층이 두껍기 때문일 것이라고 생각하기 쉽다. 하지만 실제 뱃속을 들여다보면, 오히려 피하지방보다 내장지방이 훨씬 두터운 것을 알 수 있다. 장기 주변을 둘러싼 내장지방에서 분비되는 물질은 혈액 속으로 쉽게 녹아드는 특성이 있어서 염증 반응을 장기간 지속시킨다.

그렇다면 특별한 질환 없이 비만하기만 해도 염증 정도가 높아지는 것일까? 〈생로병사의 비밀〉 제작진은 비만으로 인한 합병증을 걱정하고 있는 참가자들을 모집해 뚱뚱한 사람들의 염증 정도를 측정하는 실험을 실시했다. 참가한 지원자들의 체질량지수는 평균 30.7, 한국비만학회 기준으로 모두 고도비만에 속했다. 특히 복부 둘레를 확인한 결과, 남성의 경우 평균 99cm로 복부비만이 모두 심각한 것으로 나타

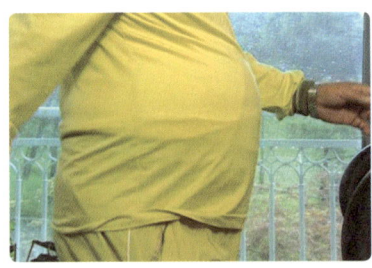

염증 반응을 장기간 지속시키는 복부비만

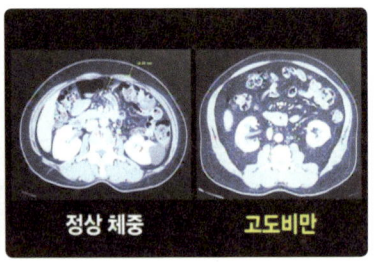

정상 체중과 고도비만의 내장지방 비교

났다. 여성들의 복부 둘레 역시 91cm로, 세계보건기구에서 정한 비만으로 인한 질환이 시작되는 기준치를 모두 초과했다.

참가자들의 염증 정도를 분석한 결과, 일반인들에 비해 비만인 사람들의 염증 정도가 심했다. 만성염증으로 암의 발병이 현실

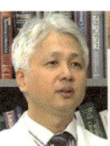

Doctor Says

암을 막으려면 복부비만을 피하라

❝복부비만이 심해지면서 몸 안에 여러 가지 염증 반응, 즉 암 발생에 관련된 여러 가지 기전이 작동해서, 암 발생 위험이 높아진다. 따라서 복부비만을 조절하는 것은 당뇨병, 심장병뿐만 아니라 암 예방에 아주 필수적인 요소 중 하나다.
_오상우 교수(동국대일산병원 가정의학과)

화될 수 있는 상황이었다. 이번에는 혈액 분석을 통해 좀 더 정밀한 검사를 해보기로 했다. 특히 염증을 줄이고 암세포의 성장과 전이를 차단하는 물질로 알려진 아디포넥틴의 양을 확인해보기로 했다. 검사 결과, 참가자들의 혈액 속에서는 일반일들에 비해 8분의 1 수준에 불과한 아디포넥틴의 양이 검출되었다. 비만한 사람들은 암이 발병할 확률은 높은 반면, 암의 성장과 전이를 차단하는 능력은 현저히 떨어진다는 사실이 밝혀진 것이다.

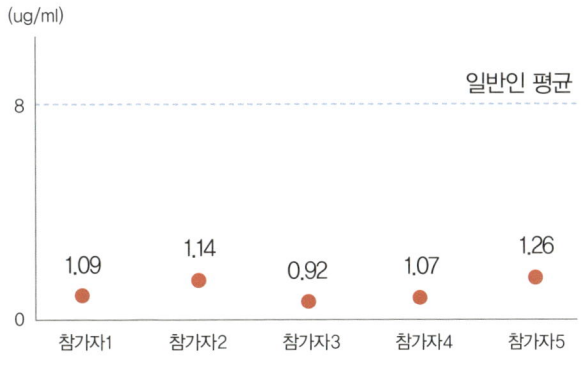

체혈검사결과 아디포넥틴 수치

비만은
암을 빨리 자라게 한다

비만이 암에 미치는 영향은 이것만이 아니다. 비만은 암을 빨리 자라게 하기도 한다. 〈생로병사의 비밀〉 제작팀은 숙명여자대학교 분자세포생물학 연구실의 도움을 받아 지방 섭취에 따른 암세포의 성장을 살펴보는 실험을 했다. 먼저 쥐들에게 암세포를 주입하고 모든 조건은 동일하게 하되 한 그룹은 정상적인 식이를, 다른 한 그룹은 체지방면적을 늘리기 위해 고지방식을 섭취하게 했다.

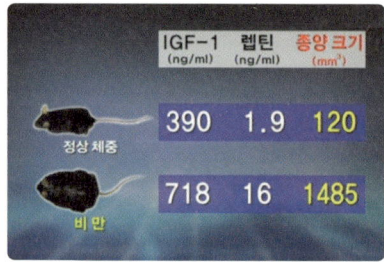

	IGF-1 (ng/ml)	렙틴 (ng/ml)	종양 크기 (mm³)
정상 체중	390	1.9	120
비만	718	16	1485

실험 2주째, 과연 지방은 암세포의 증식에 영향을 미쳤을까? 겉으로 보기에도 정상식이를 한 쥐들에 비해 고지방식을 한 쥐들은 행동도 굼뜨고 외관도 더 뚱뚱해 보였다. 또한 표면으로 드러난 종양의 크기 역시 큰 차이를 보였다. 정상식이를 한 쥐들에 비해 고지방식을 한 쥐들의 종양이 확연히 컸다.

실험에 사용된 총 열 마리의 쥐를 대상으로 각각의 종양 크기를 재본 결과, 고지방식을 해 뚱뚱해진 쥐들의 경우 정상식이를 한 쥐들에 비해 종양 크기가 두 배 가까이 컸다. 이번에는 현미경을 통해 각각의 지방세포를 확인해보았다. 정상식이를 한 쥐보다 고지방식이를 한 쥐의 지방세포가 더 크고 뚱뚱한 것을 알 수 있었다.

그렇다면 어떤 이유로 지방이 종양의 성

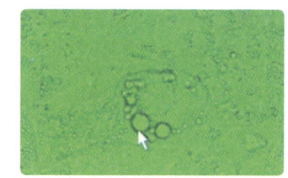

기름 방울이 보이는 지방세포

106

장과 활동을 촉진시키는 것일까? 우리 몸의 모든 세포는 외부에서 보내오는 성장신호에 의해 일정한 속도로 성장과 분열을 한다. 지방조직에서 분비되는 물질 중 일부도 세포에 성장신호를 보내는 역할을 하는데, 비만할 경우 이 체계가 혼란을 일으켜 성장신호가 비정상적으로 많아진다. 계

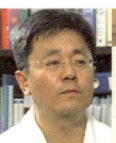

속해서 성장하라는 신호를 받게 된 세포들은 성장을 계속하게 되는데, 이때 다른 세포에 비해 암세포는 더 빠르게 증식해 무서운 속도로 늘어나게 되는 것이다.

비만이 암에 미치는 악영향은 여기서 끝나지 않는다. 암과 비만의 위험한 동행을 더 따라가 보자.

암세포를 키우는 지방대사물

무서운 속도로 혈관을 증식하는 암세포도 세포다. 세포가 성장하고 분열하는 데는 상당히 많은 지방대사물이 필요한데, 지방대사물은 세포의 골격인 세포막을 만드는 재료가 되며 커나가는 데 중요한 에너지원이 되기도 한다. 결국 지방조직이 많을수록 암세포의 성장에 필요한 영양분을 제공하는 기회도 많아지는 셈이다. 암 예방과 재발을 막기 위해서는 체중 관리가 꼭 필요한 것이다.

복부비만과 자궁암

2007년 영국암연구소와 메디컬 리서치 카운슬이 유럽 10개국의 여성 22만 명의 데이터를 조사한 결과, 허리 사이즈가 34인치 이상인 여성은 31인치 이하의 여성보다 자궁암에 걸릴 확률이 두 배 이상이라고 발표했다.

뚱뚱하면
암 치료마저 어렵다

비만 환자가 급증하면서 암 수술을 할 때 집도의를 방해하는 골칫거리가 하나 생겼다. 바로 비만 환자의 복부를 가득 채우고 있는 지방 덩어리다. 이 지방 덩어리는 수술을 할 때 집도의의 시야를 방해하고 혈관을 찾는 데 어려움을 준다.

김춘자(70) 할머니는 얼마 전 대장암 3기 진단을 받았다. 다른 곳보다 복부를 중심으로 살이 많이 찐 상태였다. 하지만 비만 때문에 암에 걸릴 거라고는 생각지도 못했다. 김춘자 할머니는 결국 대장의 5분의 1을 잘라내야 했다. 수술 당시 김춘자 할머니의 뱃속은 장 사이사이의 혈관이 보이지 않을 정도로 두터운 지방 덩어리들로 가득 차 있었다. 수술진은 지방 덩어리 속에서 대장을 막고 있던 종양을 어렵게 찾아냈다.

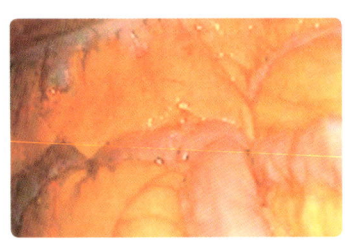
대장을 뒤덮고 있는 지방들

복부비만이 심한 환자는 수술도 쉽지 않다. 혈관과 임파선을 찾는 과정에서 많은 양의 지방조직을 제거해야 하는데, 이때 출혈이 많아지기 때문이다. 또한 치료 후의 성적도 좋지 않다. 뱃속을 가득 메우고 있는 지방 때문에 수술 자체의 성공률도 떨어지지만, 설사 수술이 성공적이라고 해도 종양이 모두 제거되지 않았을 수 있기 때문이다. 외과 수술과 항암치료를 통해서도 제거되지 않은 암세포들은 혈관이나 림프절을 타고 우리 몸의 어느 곳이든 옮겨가 다시 재발하거나 전이되어 자랄 수 있다.

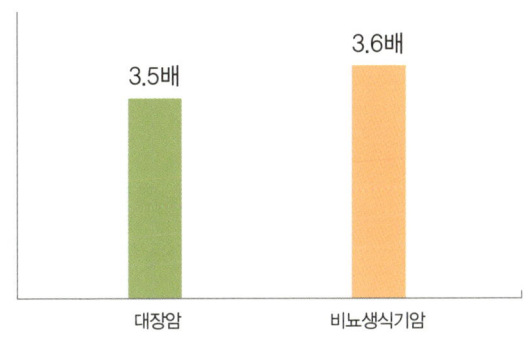

3.5배   3.6배

대장암   비뇨생식기암

암 진단 시 비만인 암환자의 2차 암 발생 위험도

이런 이유로 비만 환자의 암은 수술을 했다고 해도 다시 재발할 위험성이 크다. 실제로 국립암센터의 2007년 자료에 의하면, 대장암과 비뇨생식기암에 걸렸던 암환자 중 비만인 암환자는 일반 암환자보다 2차 암에 다시 걸릴 확률이 세 배 이상 높았다.

결국 비만한 암환자들은 암이 발병할 확률이 높은데도 불구하고 암의 성장과 전이를 차단하는 능력은 오히려 현저히 떨어지고, 지방 덩어리가 암 수술마저 방해해 재발과 전이의 가능성이 높아지는 이중, 삼중고를 겪게 된다. 따라서 비만한 암환자들에게는 무엇보다 체중 관리가 강력하게 필요하다.

이제부터는 운동과 체중 관리로 암을 이긴 암환자들의 사례를 살펴보고, 그들에게 운동과 체중 관리가 어떠한 영향을 미쳤는지 자세히 알아보자.

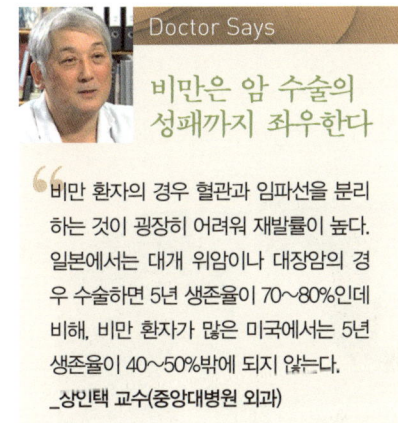

Doctor Says

비만은 암 수술의
성패까지 좌우한다

"비만 환자의 경우 혈관과 임파선을 분리하는 것이 굉장히 어려워 재발률이 높다. 일본에서는 대개 위암이나 대장암의 경우 수술하면 5년 생존율이 70~80%인데 비해, 비만 환자가 많은 미국에서는 5년 생존율이 40~50%밖에 되지 않는다.

_상인택 교수(중앙대병원 외과)

체중 관리로
암의 성장을 늦춘다

　최근 국내에도 암환자의 체중 관리 프로그램을 진행하는 병원들이 늘고 있다. 박경자(43) 씨도 체중 관리를 위해 병원을 찾았다. 6년 전 유방암 수술을 받고 지난해 이미 완치 판정까지 받았지만 근래 갑자기 불어난 체중 때문에 마음이 불안해서다.

　"요 근래 갑자기 10kg 정도가 확 불어났어요. 그것 때문에 스트레스가 많이 오니까 직장생활도 잘 안 되고, 아무것도 안 되더라고요. 유방암이 다시 재발하지나 않을까, 반대쪽 유방에 다시 암이 생기지 않았을까 그게 가장 염려되죠."

　현재 그녀의 체질량지수는 28로 비만 상태다. 무엇보다 비만한 환자의 내장지방은 암의 성장에 영향을 줄 수 있어 위험하다. CT검사로 박경자 씨의 내장지방 정도를 파악해보니, 내장지방의 양만 무려 3kg에 가까웠다. 박경자 씨가 정상체중이 되려면 17kg을 감량해야 하는 상태다.

　하지만 암을 겪었던 환자의 무리한 체중감량은 오히려 면역력을 저하시킬 수 있기 때문에, 우선 6개월간 5kg을 감량하는 것을 목표로 했

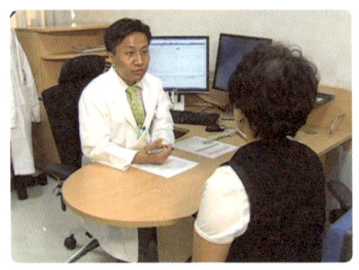

다. 박경자 씨를 위해 맞춤처방이 내려졌다. 하루 세끼는 절대 거르지 않되, 밥의 양을 현재의 3분의 2 수준으로 줄이고 하루 40분, 유산소 운동과 스트레칭 위주로 운동을 해야 한다는

처방이 내려졌다. 몸무게보다 지방 양을 줄이는 것이 목적이다.

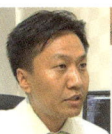

운동은 식이만큼 암 예방에 중요한 요소다. 그렇다면 운동으로 체중을 관리하면 이미 발병한 암에도 직접적인 영향을 줄 수 있을까? 세계적인 암 치료 병원인 미국의 MD앤더슨 암센터에서 이런 궁금증을 해소하고자 실험을 진행한 적이 있었다. 실험의 내용은 대장암을 유발한 쥐를 두 그룹으로 나누고, 한 그룹에게만 운동을 시키고 다른 그룹의 쥐는 운동을 시키지 않고 그대로 내버려두었다가 100일의 시간이 지난 후 두 그룹을 비교해본 것이었다.

실험 결과는 두 그룹에 확실한 차이가 있음을 보여주었다. 운동을 시키지 않은 쥐 그룹의 대장 내 폴립(용종)은 평균 26개가 관찰되었지만 운동을 시킨 쥐 그룹의 대장 내 폴립은 21개에 그쳤다. 더 큰 차이는 두 그룹의 100일 생존율을 비교했을 때 확연히 드러났다. 운동을 시킨 쥐들의 생존율이 100%였던 것에 반해 운동을 시키지 않은 쥐의 생존율은 겨우 62%였다.

	대장 폴립 수	100일 생존율
운동 안 한 쥐	26.2	62%
운동한 쥐	21.2	100%

[출처: MD앤더슨 암센터]

대장암 쥐의 대장 폴립 수와 생존율

이 실험을 통해 쥐에서는 운동이 이미 발현한 암세포의 진행 속도를 늦추고, 종내에는 생존율에도 많은 영향을 미친다는 사실이 확인된 것이다.

체중 관리로
생존기간과 생존율도 높인다

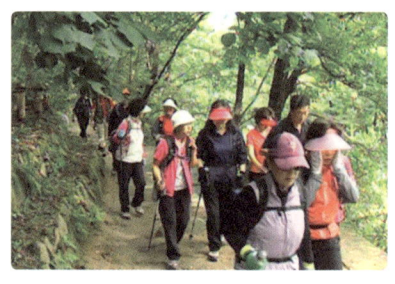

이른 아침, 유방암 환자들의 모임인 비너스 회원들이 관악산 입구에 모였다. 비너스 회원들이 등산모임을 가진 지도 벌써 6년째. 매주 화요일마다 있는 산행이지만 늘 높은 출석률을 자랑한다. 산에 오르는 동안 서로의 아픔을 나누고 투병의지도 다질 수 있기 때문이다. 하지만 이들이 등산을 최고로 꼽는 데는 또 한 가지 이유가 있다. 체중감량 효과가 크기 때문이다. 다른 암에 비해 유방암은 비만과의 관계가 비교적 명확하다. 그렇기 때문에 유방암을 겪어본 환자들은 체중을 조절하는 것이 곧 암을 관리하는 길임을 잘 알고 있다.

체중 관리에 운동만큼 중요한 것은 식단이다. 비너스 회원들은 각자 집에서 준비해온 잡곡밥에 쌈 채소까지 한상 가득 차려냈다. 영양소를 골고루 섭취하되 칼로리를 최대한 낮추는 것이 비너스 회원들의 식사 원칙이다. 하지만 늘상 이런 식단이 가능한 것은 아니다. 항암치료 중에는 이 식단이 예외가 된다. 비너스 모임에 참가 중인 최영선(55) 씨의 이야기를 들어보자.

"항암치료 기간에 고기를 먹지 않으면 백혈구 수치가 안 올라가서 항암제를 잘 맞지 못했어요. 그 기간에는 잘 먹는 수밖에 없어요. 평소에는 고기를 즐기지 않았는데 항암제를 맞으면서 고기를 더 먹게 되더라고요. 그래서 더 많이 먹었어요. 항암치료 끝나고 나서는 다시 체중 관리 때문에 완전 살과의 전쟁이에요, 전쟁."

이렇게 비너스 회원들이 등산과 식이요법을 통해 체중 관리를 하는 것이 암 치료에 정말 효과가 있는 것일까? 서울대학교병원에서 유방암 환자를 대상으로 25년간 추적 조사한 결과, 비만한 유방암 환자들은 정상체중의 유방암 환자들에 비해 생존기간과 생

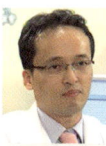

Doctor Says
재발과 전이를 막는 체중 관리

" 비만이 유방암 발병의 요인이기도 하지만 유방암이 이미 발병한 사람을 대상으로 연구를 했을 때도 비만인 사람의 예후가 더 나쁘다는 결과가 나온다. 비만 환자들은 재발도 더 잘 되고 사망할 확률도 높다. 그래서 환자들에게 항상 열심히 운동해서 체중을 빼고, 지방질 많은 음식은 먹지 말고, 가능하면 소식하면서 채식 위주로 식사를 하라고 처방하곤 한다. 이 방법이 유방암 재발과 전이를 막는, 환자가 할 수 있는 거의 유일한 방법이기 때문이다.

_한원식 교수(서울대병원 외과)

존율이 모두 낮은 것으로 나타났다. 살기 위해서는 체중 관리가 선택이 아닌 필수인 셈이다.

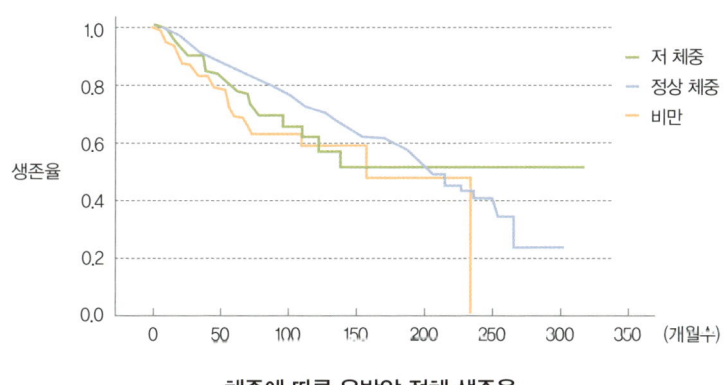

체중에 따른 유방암 전체 생존율

비만은 식도암의
주원인이 될 수 있다

　풀 한 포기, 나무 한 그루, 살아 있는 모든 것이 소중하게 느껴진다는 손기정(67) 씨. 그는 지난 5월, 식도암 수술을 받았다. 수술 직후엔 아무것도 먹을 수 없었지만 이제는 부드러운 음식 위주로 조금씩 삼키는 것이 가능해졌다. 소식을 하면서 체중도 많이 줄었다. 허리 벨트가 세 칸이나 줄었다는 손기정 씨는 수술 전에 비해 현재 20kg 가까이 체중을 감량한 상태다. 수술 당시 그는 90kg이 넘는 거구였다. 특히 허리둘레가 105cm나 되는 복부비만으로 수술도 쉽지 않았다. 결국 손기정 씨는 식도를 모두 절제하고, 위를 끌어올려 인공식도를 만든 상태다.

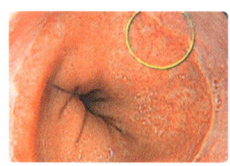

역류성 식도염

　식도암은 국내 남성암 6위를 차지하는 암으로 아직 국내에서 그리 흔하지는 않다. 하지만 비만 인구가 높은 미국의 경우 지난 30년간 식도암 환자가 무려 일곱 배나 늘었다. 이런 이유에서 최근 비만은 식도암의 중요원인으로 손꼽히고 있다. 초고도 비만일 경우 식도암 위험은 여섯 배나 높다. 게다가 역류성 식도염까지 있다면 식도암 위험률이 열여섯 배나 더 높아진다는 연구도 있다.

　김정심(46) 씨는 목이 자주 쉬고 목소리가 변해서 이비인후과를 찾았다가 역류성 식도염 진단을 받았다. 역류성 식도염을 진단받은 김정심 씨의 복부

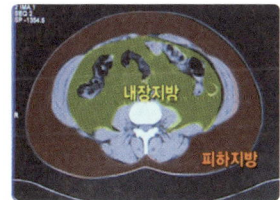
내장지방과 피하지방의 모습

비만은 어느 정도 일까? 검사 결과 김정심 씨는 장기를 둘러싼 내장지방의 단면적이 무려 정상인의 두 배에 달했다. 이 병원에서 조사한 바에 의하면 비만도가 높고 내장지방이 많으면 역류성 식도염의 위험도가 세 배까지 높아진다. 위 내시경으로 김정심 씨의 식도를 살펴봤다. 위산이 식도로 역류하는 현상이 반복되면서 식도와 위의 경계선이 허물어진 상태였다. 전형적인 역류성 식도염이다. 문제는 역류성 식도염이 장기화될 경우 열 명 중 한 명은 바렛식도(식도의 조직이 위의 조직으로 변한 상태)로 발전한다는 것이다. 바렛식도는 식도암의 직접적 원인이 되기도 한다.

한양대학교 소화기내과 이항락 교수는 이에 대해 "위산이 계속 역류되면 식도 점막이 손상되고, 그 손상이 오래 지속되면 바렛식도가 생긴다."고 설명하고 "바렛식도가 이론적으로 식도암의 원인이 될 수 있는데, 현재 국내에서는 흔하게 보는 병은 아니다. 하지만 10년, 20년 후에는 국내에서도 바렛식도에 의한 식도암 환자들이 증가할 것이다."라고 전망했다.

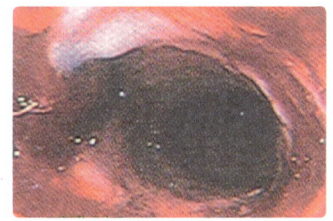
바렛식도. 역류성 식도염의 5~10%는 바렛식도로 발전한다.

운동의 비밀,
면역체계와 NK세포

　　　　　　　우리는 항상 공기 중에 보이지 않는 많은 세
균과 바이러스로부터 위협받고 있다. 그러나 다행스럽게도 우리 몸은
병원균이 들어오더라도 짧은 시간 안에 이를 없애주는 '면역'이라는 시
스템을 잘 갖추고 있다. 방패 역할을 하는 면역 덕택에 인생의 대부분
을 건강하게 살아갈 수 있는 것이다. 암환자들도 암과 싸워 이기려면
면역체계를 강화해야 한다.

　　운동으로 암을 극복했다는 사람들이 있다. 전문가들은 이들이 암을
극복한 요인에는 여러 가지가 있겠지만 운동으로 면역세포를 강하게
만든 것이 가장 큰 요인이라고 말한다. 이제부터 외부의 세균과 바이러

스에 맞서 싸우는 우리 몸의 조기경보시스템인 면역체계를 살펴보고, 흐트러진 면역체계를 다시 세워 암을 이기게 하는 운동의 비밀을 알아보자.

운동으로
암을 이긴 사람들

아침 8시, 조리사인 고상효(37) 씨는 상암동 집에서 회사가 있는 여의도까지 11km를 달려서 출근한다. 오늘도 달릴 수 있고 일할 수 있다는 희망으로 하루를 시작하기 위해서다. 긍정적인 생각은 그를 더욱 성실하게 만들었고 복직 이후에는 현재 일하고 있는 뷔페의 부조리장으로 승진도 했다.

하지만 고상효 씨에게 희망이 찾아오기까지 절망의 골은 깊었다. 병원에서 진단을 받았을 때 그는 이미 위암 3기였을 뿐만 아니라 임파선에서도 암세포가 발견된 절망적인 상황이었다. 더구나 젊을수록 전이

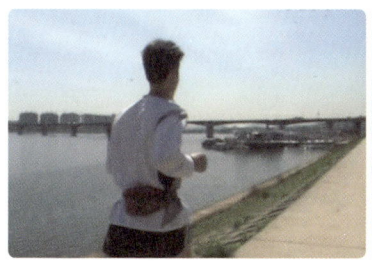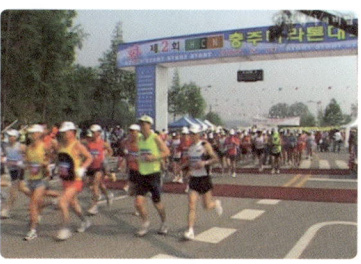

암 선고 후 마라톤을 시작한 고상효 씨, 수술에 이은 항암치료로 몸도 마음도 지쳤지만 아내와 아이를 위해 달리기 시작했다. 고상효 씨는 15번째의 마라톤 도전에서 4위라는 기록을 세우며 결승점을 통과했다. 암을 이기고야 말겠다는 의지로 끈질기게 달려온 결과였다.

되거나 재발할 확률이 높다는 진행성 위암이었다.

위 전체의 60%와 51개의 임파선을 절제하는 수술을 받고, 이후 6개월간 항암치료를 받았다. 그리고 살기 위해 마라톤을 시작한 지 5년이 지난 봄, 그는 완치에 가깝다는 판정을 받았다. 그 사이 두 살이던 아들은 일곱 살 장난꾸러기가 됐고, 아내는 둘째를 임신했다. 고상효 씨는 넷이 된 가족을 위해서라도 오늘도, 내일도 변함없이 달릴 것이라고 힘주어 말했다.

서울의 한 초등학교에서 체육교사로 근무하고 있는 김복자(63) 씨는 2년 전 유방암 진단을 받고 왼쪽 가슴을 절제하는 수술을 받았다. 하지만 암환자답지 않게 방과 후 수업까지 진행할 정도로, 활력이 넘치는 삶을 살고 있다. 이렇게 즐겁고 유쾌한 김복자 씨를 보고 무용을 배우러 찾아오는 유방암 환자들까지 있을 정도다. 여성성의 상징이랄 수 있는 가슴 절제 수술 후, 김복자 씨 역시 상실감이 없었던 것은 아니다. 하지만 의기소침하고 기운이 없을 때마다 춤을 추었고, 지금은 댄스스포츠를 통해 몸도 마음도 많은 부분이 치유되었다.

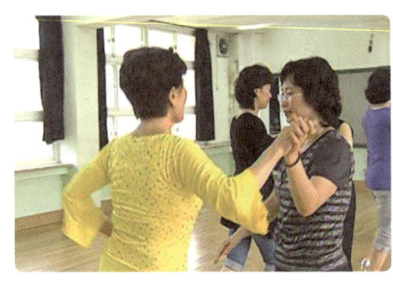

김복자 씨가 운동에 고마움을 느끼고 있는 이유는 운동이 단순히 암을 낫게 해준 것 때문만은 아니다. 댄스스포츠를 하는 동안 여러 사람들과 교류하고, 그러다보니 기분도 좋아지고 삶에 대한 의지도 강화된 것을 느꼈기 때문이다.

나화섭(51) 씨 역시 운동을 통해 암을 극복한 사람이다. 5년 전 대장암 3기 진단을 받은 나화섭 씨는 산을 오르며 절망의 시간을 이겨낼 수 있었다. 항암치료 기간에도 매주 산에 올랐다는 그는 현재 친구들보다도 등산 실력이 앞설 정도로 체력이 좋아졌다. 대장뿐 아니라 임파절까지 12개나 전이가 된 대장암 3기, 병원에서는 완치율이 20%도 채 되지 않는다고 했다. 수술로 대장의 대부분을 잘라내고 인공항문을 단 후로는 먹는 일

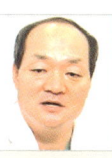

Doctor Says

암환자에게 운동이 좋은 이유

" 암 수술을 받고 나면 수술 전과는 다른 환경에 처하기 때문에 소화가 잘 안 된다든지, 더부룩하다든지 이런 증상이 있을 수 있다. 이때 걷거나 천천히 뛰는 등 운동을 하면 소화기능이 원활해지고 정신적으로도 안정되어 스트레스를 잊을 수 있고 체력도 증진시킬 수 있다.

_노성훈 교수(연세대 세브란스병원 외과)

조차 마음대로 할 수 없었다. 삶을 포기하고 싶던 순간, 그를 일으켜 세운 것은 바로 운동이었다.

나화섭 씨는 친구와 함께 산을 다니며 삶에 대한 강인한 의지를 불태우고 암과 싸우기 위한 체력을 길렀다. 결국 5년여가 지난 지금, 나화섭 씨의 몸은 활기찬 기운으로 넘친다. 암과의 싸움에서 이긴 것이다.

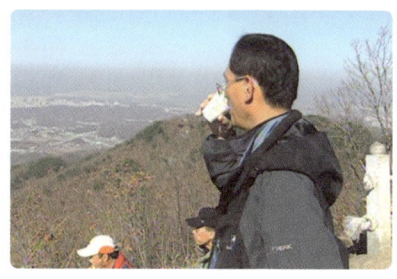

나화섭 씨는 이제 곧 5년 완치 판정을 받게 된다. 완치 판정을 받는 날, 친구와 함께 우리나라의 유명산 16봉오리를 종주할 계획을 잡고 있다. 완치 판정을 받는 날이 나화섭 씨가 절망의 아이콘인 암과 싸워 이긴 기념일이기 때문이다.

고상효 씨와 김복자 씨, 그리고 나화섭 씨는 운동이 암 치료를 돕고 암 재발을 예방했다고 믿고 있다. 과연 암을 이길 수 있게 한 운동의 비밀은 무엇일까?

암만 골라잡는
NK세포

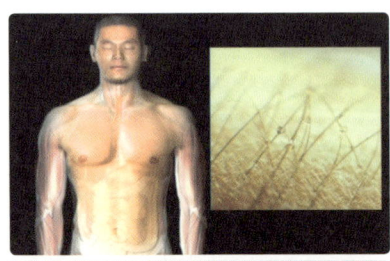
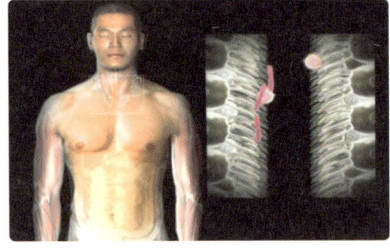

(상)피부에 난 체모 (하)기관지의 섬모

우리 몸은 태어날 때부터 외부의 세균이나 바이러스로부터 우리 몸을 보호할 수 있는 면역 시스템을 가지고 있다. 피부에 난 체모와 기관지의 섬모, 그리고 위장 점막에 있는 살균성분은 외부의 위협으로부터 우리 몸을 지켜주는 인체의 1차 방어선을 형성하고 있고, 대식세포, T세포, B세포, NK세포 등은 혈관 속에서 2차 방어선을 형성하며 1차 방어선에서 거르지 못한 위협을 제거해 우리 몸을 지키고 있다.

평소 건강한 사람들은 이런 면역체계가 물샐틈없이 우리 몸을 지켜주기 때문에 건강에 별 문제가 생기지 않지만, 몸의 면역력이 떨어지면 1차 방어선과 2차 방어선이 차례로 무너져 세균에 감염되고 이것이 질병으로 발전하게 된다.

암이 발생하는 상황도 질병에 걸리는 과정과 비슷한 과정을 거친다. 우리 몸 곳곳에서는 활성산소나 발암물질 등의 이유로 돌연변이를 일으키는 돌연변이 세포들이 매일 생겨난다. 이 돌연변이 세포가 자라서 암이 되는데, 아무리 건강한 사람일지라도 몸 안에 보통 적게는 1,000

개에서 많게는 5,000개 정도의 돌연변이 세포를 가지고 있다.

하지만 돌연변이 세포가 몸속에 있다고 해서 모두가 암에 걸리는 것은 아니다. 몸속에 암세포를 찾아내 제거할 수 있는 면역세포가 존재하기 때문이다. 암세포와 전면에 나서 싸우는 대표적인 면역세포가 NK세포다. NK세포는

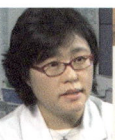

Doctor Says

NK세포와 암 발생의 상관관계

"NK세포 기능의 억제와 암의 발생과 성장 사이에는 굉장히 밀접한 관계가 있다. NK세포의 기능이나 숫자가 떨어졌을 때 변형된 세포들이 암으로 발생하기 쉽고, 암이 많이 자라면 암세포로부터 면역기능을 억제하는 물질들이 많이 분비되기 때문에 암이 더 잘 자라게 된다.
_이현아 박사(성균관의대 서울삼성병원 암센터)

몸속에서 수상한 세포를 만나면 세포의 단백질 구조를 통해 먼저 정상적인 자기 세포인지 아닌지를 탐색한다. 그리고 단백질 구조가 다른 이상세포라고 판단되면 즉시 돌연변이 세포의 세포막에 구멍을 뚫고, 이 세포를 없애 암의 발생을 억제하는 중요한 역할을 수행한다. 이미 암이 발병한 환자에게서도 NK세포의 활약은 계속되는데, 암환자들에게는 암세포의 전이와 재발을 막아주는 든든한 아군으로서 활약한다. 때문에 적절한 항암치료법과 함께 NK세포의 면역능력을 키워주면 암환자의 완치에 커다란 도움이 된다.

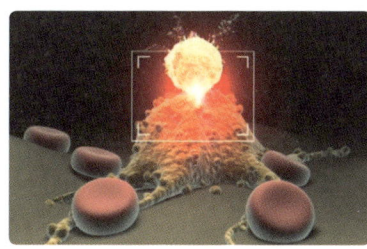
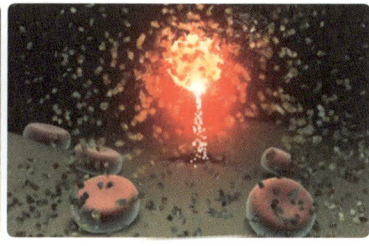

NK세포는 암세포에 신호를 보내 정상적인 자기 세포인지 아닌지를 탐색한다. 이상세포라고 판단되면 암세포에 구멍을 뚫어 공격하고 암세포는 터져 죽는다.

NK세포를
약하게 만드는 요인들

NK세포는 우리 몸에서 암이 될 만한 돌연변이 세포를 찾아내 미리 없애주기 때문에 암환자들에게 아주 중요한 존재다. 그런데 이런 NK세포의 면역기능을 약하게 하는 요인들이 몇 가지 있다.

NK세포를 약하게 만드는 첫 번째 요인은 나이다. NK세포의 면역능력은 나이가 들어감에 따라 급격히 떨어진다. NK세포는 청년기에 가장 강력한 면역능력을 갖고 있으며 40대가 되면 면역능력이 청소년기의 절반으로 줄어들고 나이가 들수록 점차 줄어든다.

보통 40대 이후의 연령층에서 암 발생이 급격히 증가하는 것과 이 연령층 사람들의 NK세포 면역능력이 줄어드는 것은 결코 무관한 일이 아니다. 또한 젊은 사람일지라도 질병에 노출되었을 때는 NK세포가 제대로 면역 활동을 하지 못한다.

NK세포를 약하게 만드는 두 번째 요인은 스트레스다. 일본의 한 대학에서 스트레스가 NK세포와 암세포에 미치는 영향을 조사한 적이 있는데, 조사결과 스트레스가 있느냐 없느냐에 따라서 NK세포의 활성도가 무려 50%나 좌우되는 것으로 나타났다.

스트레스는 암세포의 크기에도 영향을 미친다. 스트레스가 있을 때와 없을 때의 종양의 크기를 비교해보면, 스트레스가 있을 때의 종양의 크기가 스트레스가 없을 때보다 대략 10% 정도 더 큰 것으로 관찰되었다. 스트레스를 줄여주면 NK세포가 활성화되어 암의 크기가 줄어들고 스트레스를 해소하지 못하면 면역력이 약해져 암의 크기가 더 커지기

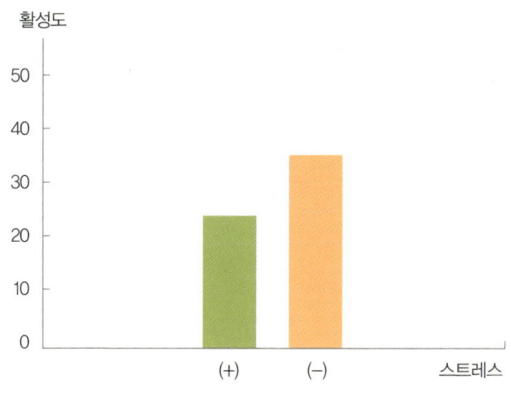

활성도

스트레스에 의한 NK세포 활성도

때문이다.

NK세포를 약하게 만드는 세 번째 요인은 항암치료다. 암환자들은 보통 암 수술 후 방사선치료와 강력한 항암제 투여를 받게 되는데, 이 기간 중에는 암세포와 함께 정상세포인 NK세포도 영향을 받는 경우가 많다. 항암치료를 받고 있는 암환자의 경우 NK세포의 면역능력이 일반인의 10%도 되지 않으며, 심한 경우에는 면역능력이 극도로 떨어져 암세포가 아무런 제지도 받지 않은 채 계속 자라기도 한다.

운동의 비밀,
NK세포

그렇다면 면역기능이 떨어진 NK세포를 활성화시킬 수 있는 방법은 없을까? 운동은 시대를 불문하고 아무런 준비 없이, 가장 간편하게 스트레스를 해소하고 체력을 올릴 수 있는 방법 중 하나로 알려져 있다.

이러한 운동이 지쳐 있는 NK세포를 다시 활성화시킬 수 있을까?

〈생로병사의 비밀〉 제작진은 운동 실험을 통해 NK세포를 활성화할 수 있는지 그 가능성을 알아보기로 했다. 열 명의 성인 남녀를 대상으로, 다섯 명에게는 자기 체력의 65% 정도를 쓰는 중간 강도 운동을, 다른 다섯 명에게는 자기 체력의 85% 이상을 쓰는 고강도 운동을 30분씩 하게 하고, 혈액을 채취해 운동 전과 운동 직후, 그리고 한 시간 뒤의 변화를 관찰했다.

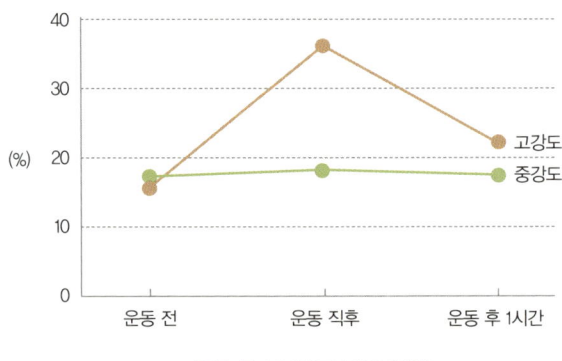

운동 후 NK세포 비율 변화

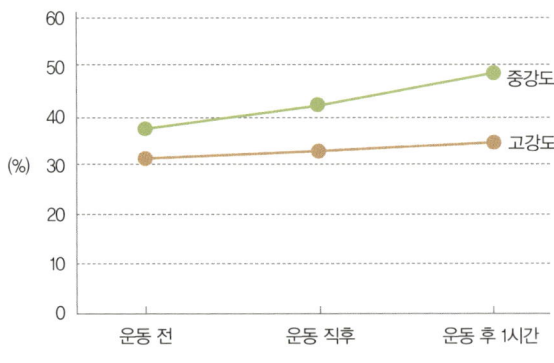

운동 후 NK세포 활동성 변화

실험 결과, 중간 강도의 운동을 한 경우에는 전체 면역세포 중 NK세포의 비율이 안정돼 있었지만, 고강도 운동의 경우에는 NK세포의 비율이 불안정해져 면역능력이 떨어지는 것을 볼 수 있었다. 더 큰 차이점은 NK세포의 활동성에서 나타났다. 얼마나 활발하게 암세포를 공격하는가 하는 것이 NK세포의 활동성과 면역능력을 나타내는 지표인데, 운동 강도에 따라 두 집단 간의 차이가 컸다.

중간 강도의 운동을 한 경우, 고강도 운동에 비해 NK세포의 활동성이 꾸준히 증가해 암세포를 더 효과적으로 공격할 수 있는 가능성을 보여주었다. 반면 고강도 운동의 경우에는 어느 시점부터 오히려 활동성이 떨어지는 모습을 보였다. 다시 말해 등산이나 조깅, 산책, 수영 등 중간 강도의 운동을 꾸준히 하면 면역체계가 약해져 있는 암환자일지라도 NK세포의 면역능력을 향상시켜 암과의 싸움에서 이길 수 있다는 것이다.

치료와 운동을 병행해
암을 치료한다

최근 우리나라를 비롯한 전 세계 여러 곳의 유명 병원 암센터에서 운동을 암 치료 프로그램의 한 과정에 포함시켜 환자들에게 운동을 시키는 경우가 점차 늘어나고 있다.

특히 독일은 병원 자체 프로그램에 운동요법을 병행히는 경우가 많은데, 베를린 훔볼트 대학병원의 경우 암환자들은 수술 직후나 골수 이

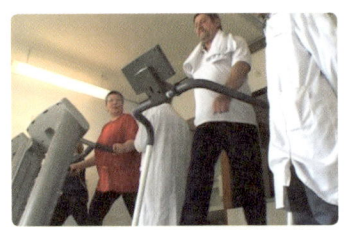

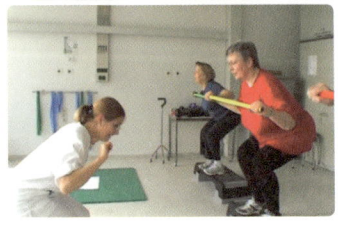

암환자들이 훔볼트 대학병원에서 운동 치료를 받고 있다.

식 같은 특수한 상황이 아니라면 주 3회 이상 필수적으로 유산소 운동을 해야 한다.

암환자들 대부분이 길고 힘든 항암치료로 지쳐 있는 만큼, 무리한 운동은 치명적일 수 있다. 따라서 이곳에선 환자의 기본 검진 결과를 바탕으로 심박수와 호흡량 등을 측정해, 스포츠 의학 전문의가 적절한 운동량과 방법을 처방한다. 그리고 환자의 호전 상태에 따라 운동량을 점차 늘려가는 방식을 취하고 있다. 또한 환자의 상태에 따라선 근육운동도 함께 실시한다. 이렇게 운동과 치료를 함께 받는 환자들은 다른 환자들보다 회복이 빠른 편이다.

훔볼트 대학병원 관계자는 "일반적으로 운동을 한 암환자들이 항암치료도 더 잘 견디고 방사선치료의 부작용도 적다. 흔히 운동이라 하면 근육의 움직임 정도로만 생각하지만, 운동을 하면 우리 몸에 호르몬 분비가 활발해지고 뇌의 기능이 좋아지는 등 인체 시스템이 활성화되어, 결국 암의 치료를 돕고 고통을 줄여준다."고 운동과 치료의 병행효과에 대해 설명했다.

세계적인 암 치료 병원인 미국의 MD앤더슨 암센터도 암 치료에 운동을 결합시키고 있다. 방사

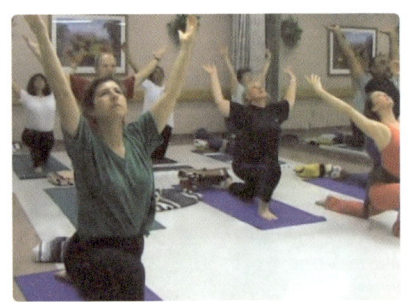

MD앤더슨 암센터의 요가 치료 프로그램

선치료를 받는 유방암 환자들에게 주 5회씩 요가를 함께 하게 했는데, 6주 뒤 조사한 결과 환자들의 피로감이 줄어들고 육체적 기능은 향상되었으며 불면증을 호소하던 환자들 역시 숙면을 취하게 되어 삶의 질이 높아졌다는 답이 많았다.

환자들의 이런 반응에 대해 MD앤더슨 암센터의 코헨 박사는

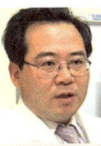

"환자들의 의견을 들어봤을 때, 대부분 긍정적인 반응을 보였다. 신체기능이 좋아지고 수면의 질이 향상되는 등의 차이를 볼 수 있었다. 처음에는 요가 치료를 하는 것에 대해 낯설고 신기해했지만, 이 치료가 자신들에게 얼마나 좋은 효과를 주는지 금방 깨닫게 되었다."고 설명했다.

이렇듯 운동은 면역체계를 튼튼히 해서 암의 재발을 막고 면역체계를 갉아먹는 스트레스를 해소시키며, 암환자들에게 삶에 대한 의지와 활력을 불러일으켜 암과의 싸움에서 승리하도록 돕는다. 여러 병원에서 암 치료 프로그램에 운동을 도입하는 이유가 바로 여기에 있는 것이다.

NK세포를 강화시키는
좋은 습관

버섯을 즐겨 먹는다

최근 미국 매사추세츠 주 터프츠대학교 연구진은 흰 양송이버섯의 항바이러스와 면역력 증가 효과를 입증했다. 버섯 속 베타글루칸이 NK세포의 증식을 돕는 물질인 사이토카인을 생성하기 때문에 버섯을 자주 섭취하는 것이 좋다.

많이 웃는다

미국 켄터키대학교의 연구 결과에 따르면, 비관적인 사람보다 낙관적인 사람에게서 NK세포가 더 활발하다는 결과가 나왔다. 스트레스가 NK세포의 활동력을 떨어트린다는 연구 결과에서 보듯이 웃음으로 스트레스를 날리는 것이 좋다.

명상을 한다

스트레스는 NK세포의 가장 큰 적이다. 조급함과 초조함으로 스트레스가 생기는 경우가 많으므로 명상을 통해 스트레스에서 벗어나자. 명상은 이밖에도 만성두통, 우울증 등에도 효과적인 치료법이다.

거친 현미를 먹는다

백미보다는 현미를 먹는 것이 NK세포를 활성화시키는 데 도움이 된다. 현미의 미강에 많이 들어 있는 아라비녹실란과 피탄산이 암세포의 이상 증식을 억제해 항암효과를 주는 것으로 알려져 있다.

숙면을 취한다

불규칙한 생활이 계속되면 NK세포가 파괴된다. 밤은 회복의 시간으로 잠을 잘 자지 못하면 신체능력이 떨어져 면역력에 이상이 온다. 수면은 양과 질이 모두 중요하므로 수면호르몬이라 부르는 멜라토닌의 분비가 가장 많은 새벽 2시 이전에는 잠자리에 드는 것이 좋다.

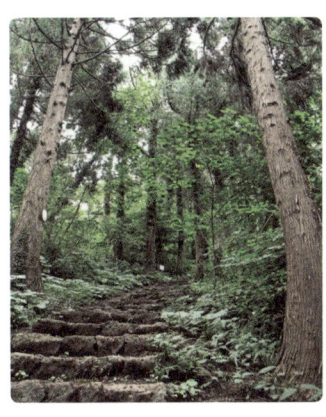

숲을 가까이 한다

일본의 니혼의과대학 리큉 교수와 일본 산림총합연구소 공동 연구팀이 직장인들을 대상으로 NK세포의 활성도를 조사한 결과, 산림욕을 시작한 지 이틀 후 NK세포가 8%까지 증가했다는 결과를 얻었다. 이는 피톤치드 등 숲에서 내보내는 물질이 인체에 긍정적인 영향을 미친 것으로 보고 있다.

생활 속에서 면역력 키우기

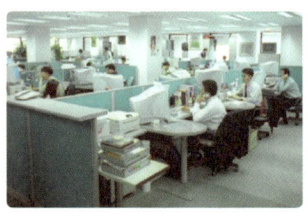

　　항암치료가 끝나면 일상으로 돌아가 암이 재발하지 않도록 관리해주는 것이 중요하다. 실제 실험을 통해 일상생활을 하면서 면역력을 키울 수 있는 방법에 대해 알아보았다.

　〈생로병사의 비밀〉 제작진은 관동대학교 의과대학 명지병원 염창환 교수 팀과 함께 직장인 48명을 대상으로 2주 동안 '면역력 키우기' 실험에 들어갔다. 2주간 면역력을 키우기 위해 반드시 지켜야 할 가이드라인도 제공했는데, 주로 생활습관 변화에 관한 것들이었다. 면역력 키우기 실험의 가이드라인을 한마디로 규정하면 '생선과 채소, 과일 위주의 식습관을 유지하고 스트레스는 운동을 통해 풀 것'이다. 좀 더 구체적으로 살펴보면 다음과 같다. 첫째, 육류를 줄이고 생선 섭취량을 늘릴 것, 둘째, 섬유질이 풍부한 채소를 섭취할 것, 셋째, 담배와 술, 설탕을 피할 것, 넷째, 비타민이 풍부한 과일을 섭취할 것, 마지막으로 가벼운 운동을 규칙적으로 할 것.

　　면역력 키우기 실험이 시작된 지 2주 후, 〈생로병사의 비밀〉 제작진은 실험 시작 전인 2주 전과 같은 방법으로 피로도에 대한 설문조사와 함께 혈액 검사를 실시했다. 그동안 이들의 몸에는 어떤 변화가 나타났을까?

검사일이 실험 참가자들이 가장 스트레스를 받는다는 월말정산 기간이었음에도 불구하고 검사 결과는 놀라웠다. 혈액검사 결과, 면역력을 높여주는 항산화 능력은 눈에 띄게 늘어나 있었고, 스트레스 호르몬 수치는 이전보다 오히려 감소한 것으로 나타났다. 또한 면역력이 약해지면 나타나는 염증반응 수치가 2주 전에 비해 떨어졌으며 혈당 수치도 떨어져 있었다. 실험 결과, 생활 속에서 간단히 생활습관을 바꾸는 것만으로도 면역력을 향상시킬 수 있음이 확인된 것이다.

살아가면서 과로와 스트레스를 완전히 배제하기는 어렵다. 그러나 생활습관을 바꾸는 것만으로도 면역력을 올릴 수 있다는 사실을 기억하고 적극적으로 생활 속에서 실천한다면, 여러 가지 질병은 물론 암도 막을 수 있다는 사실을 잊지 말자.

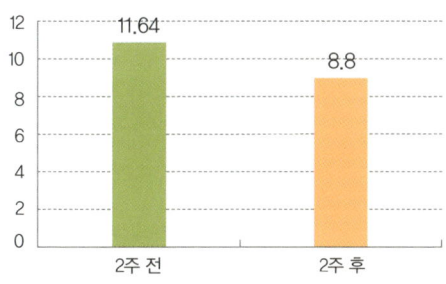

생활습관 변화 전후 스트레스 호르몬의 변화

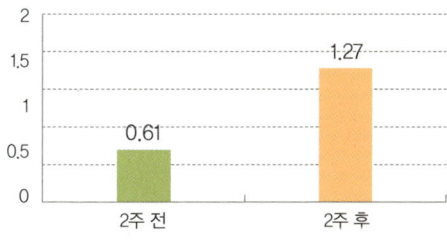

생활습관 변화 전후 항산화 능력 변화

암환자는
어떻게 운동해야 할까

체중 관리와 면역력 향상에 운동이 가장 효과적이라는 것이 밝혀지면서 항암치료와 운동을 병행하는 병원들이 늘고 있다. 그런데 무조건 운동을 많이 한다고 해서 몸에 좋을까? 전문가들은 잘못된 운동은 오히려 몸에 독이 될 수 있다고 경고한다.

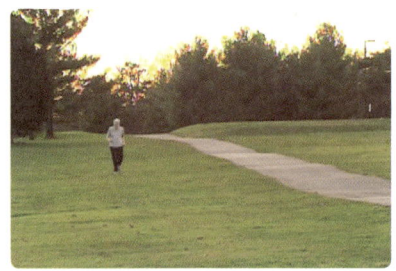

이제부터 암환자들이 어떻게 운동을 해야 운동의 효과를 높일 수 있는지 여러 가지 사례들과 최신 정보를 통해 자세하게 알아보도록 하자.

운동은 꾸준히 해야
효과가 좋다

유방암 수술을 받고 치료 중이 던 박민숙(47) 씨는 3년 전 여성 유방암 환자들의 모임인 비너스 모임에 참가해 본격적으로 운동을 시작했다. 비너스 모임에 참가해

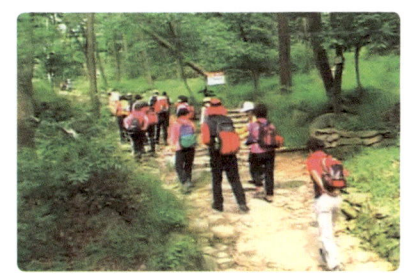

함께 등산을 하고 같은 처지의 환자들과 교감을 하고 나서부터 건강도 눈에 띄게 좋아졌다. 박민숙 씨는 워낙에 몸이 약해 처음에는 산 입구 까지만 가도 숨이 차서 산을 못 올랐다고 한다. 웬만한 산은 다 잘 타는 지금의 모습에서 예전의 모습은 상상할 수조차 없다.

평소 몸이 좀 약한 편이긴 했지만 큰 병 없이 건강하게 지내던 박민 숙 씨였다. 3년 전 어느 날, 잠을 자다가 가슴에 멍울이 만져지는 것이 의심스러워 병원을 찾았고 유방암 초기로 진단받았다. 박민숙 씨의 왼 쪽 가슴에 종양이 자라고 있었던 것이다. 결국 박민숙 씨는 왼쪽 가슴 을 절제하는 수술을 받아야 했다. 그 후, 6개월 동안 힘든 항암치료가 이어졌다. 식사를 제대로 할 수 없을 정도로 헛구역질이 심했고, 몸을 가누기조차 힘들었다.

다행히 초기에 발견해 다른 사람들보다 치료효과가 좋았다. 그러나 혹시나 모를 재발을 막기 위해 수술 후 약을 복용했는데, 이 때문에 또 한 번의 상처를 겪었다. 치료약을 먹으면서 폐경을 맞은 것이다. 당시 비교적 젊은 나이에 생리가 없어져서 충격을 많이 받았지만 그럴수록

살아야겠다는 의지가 더 강해져 하루도 거르지 않고 매일 집 근처 공원에서 걷기 운동을 시작했다.

암 진단을 받기 전까지는 전혀 운동을 하지 않았다고 고백하는 박민숙 씨. 아프고 나서부터 운동을 시작했지만 현재는 운동의 효과를 톡톡히 보고 있다고 했다. 체력도 회복되었고, 무엇보다도 걷기 시작하면서 생각도 긍정적으로 변했다고 한다.

박민숙 씨는 6개월에 한 번씩 정기검진을 받고 있지만 지금까지 재발이나 전이 없이 건강을 유지하고 있다. 그녀는 이 모든 게 규칙적인 운동으로 체력을 키우고, 스트레스를 받지 않은 노력의 결과라고 생각하고 있다.

전문의들도 질병이나 수술 후 회복을 돕기 위한 방법 중 하나로 운동을 권하고 있다. 지속적인 운동이 면역체계를 향상시키기 때문이다. 하버드대학교 의과대학에서 유방암 환자 3,000명을 대상으로 실시한 연구조사에서도, 일주일 동안 3~5시간 이상을 걷는 유방암 환자의 경우

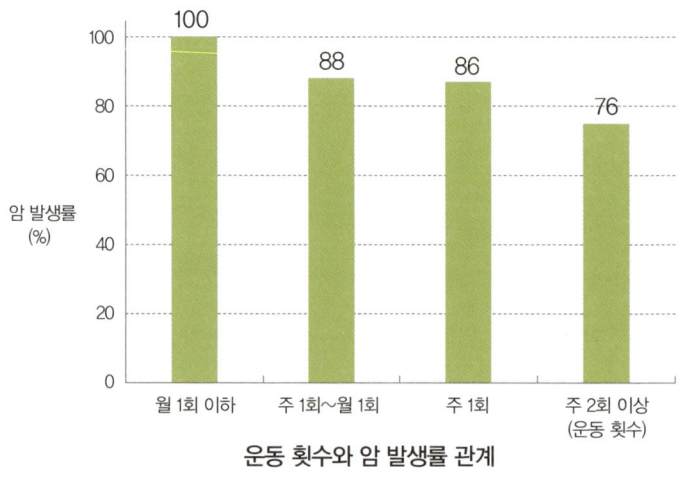

운동 횟수와 암 발생률 관계

사망위험이 50%로 감소됐다는 사실이 확인되었다.

세계보건기구(WHO)와 미국암학회(ACS)에서도 암을 예방하기 위해 하루 30분 이상의 유산소 운동을 권장하고 있다. 이때 운동의 강도는 약간 숨이 차면서 땀이 날 정도이며, 최소 30분 이상 걸어야만 면역력이 증진되는 효과를 볼 수 있다고 밝혔다.

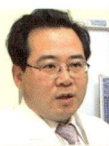

Doctor Says

유방암에서의 운동 효과

" 유방암 환자들이 운동을 하면 먼저 비만을 줄일 수가 있고, 그 다음으로 여성 호르몬을 낮추는 효과, 즉 유방암을 유발하고 촉진하는 여성호르몬을 억제하는 효과를 볼 수 있다. 또 운동을 한다는 그 자체가 여러 스트레스를 줄여주고 다른 여러 질병을 예방한다.
_노동영 교수(서울대병원 유방센터)

하지만 무엇보다 중요한 것은 바로 횟수다. 한번 운동한 효과는 48시간, 즉 이틀 후가 되면 급격히 감소하기 때문에 하루에 몰아서 무리하게 운동하고 며칠 동안 쉬기보다 가벼운 운동을 매일 규칙적으로 하는 것이 훨씬 효과적이다. 특히 매일 규칙적으로 운동을 할 경우에는 그 효과가 더욱 커지므로, 가능한 한 매일 규칙적으로 운동을 하는 것이 좋다.

고강도 운동은 오히려 독이다

적당한 운동을 하면 심장은 몸에 많은 산소를 공급하기 위해 수축과 이완을 하며 튼튼해지고 폐는 많은 양의 산소를 받아들이면서 기능이 강화된다. 또 혈액을 많이 운반하기 위해 혈관도 건강하고 탄력 있게 변하고, 혈액의 움직임이 빨라져 혈액순환도 원활하게 이루어진다. 여기에다 당과 지방 등에 산소가 결합해 에너지로 사용되어 다양한 성인 질환을 예방한다. 근력이 강화되고 스트레스가 해소되는 등의 부가적인 효과들도 많다. 무엇보다 면역력이 향상된다. 이런 여러 가지 장점들이 운동을 장려하게 하는 운동의 순기능들이다.

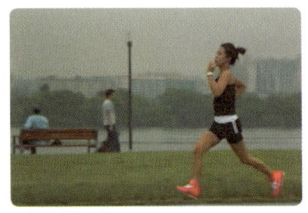

그런데 전문가들은 고강도 운동은 몸에 무리를 불러와 독이 될 수 있다고 경고한다. 다시 말해 고강도 운동이 암을 불러오는 등 전혀 예상치 못한 결과를 초래할 수도 있다는 것이다. 암을 억제하기 위해 운동을 하는데, 운동이 암을 불러올 수도 있다니 어떻게 된 것일까?

운동이 과도하게 지속되면 오히려 면역력이 저하되는 상황이 발생하기 때문이다. 운동생리학자 리먼이 운동 강도에 따른 몸의 변화를 연구한 결과, 고강도 운동이 계속될수록 면역력이 급격히 감소하는 것으

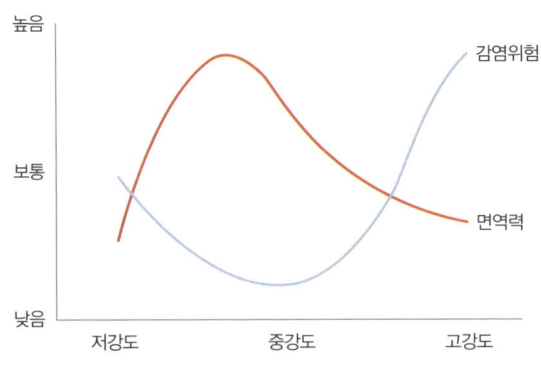

운동 강도에 따른 감염위험과 면역력

로 나타났다. 면역력이 감소하면 그만큼 질병에 걸릴 위험성이 커진다.

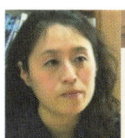

문제는 이것만이 아니다. 격렬하고 강도 높은 운동은 몸 안의 활성산소를 증가시켜 암을 불러올 수도 있다. 호흡을 통해 우리 몸에 들어온 산소 중에서 2~3%의 산소는 활성산소로 바뀐다. 적정 수준의 활성산소는 강한 살균작용으로 병원체로부터 인체를 보호하기도 하지만, 활성산소가 필요 이상으로 많아지면 지질과 결합해 정상세포를 공격하고 DNA까지 손상시킨다.

활성산소에 손상된 세포는 돌연변이 세포로 자라나고 결국은 암을 비롯한 각종 질병을 일으키게 된다. 활성세포는 현재까지 알려진 각종 질병의 90% 이상과 관련되어 있다고 알려져 있다. 이런 점 때문에 전문가들이 고강도 운동은 오히려 암을 불러올 수 있다고 지적하는 것이다.

운동을 하면 우리 몸 안의 산소량은 열 배 이상 증가하는데, 그만큼

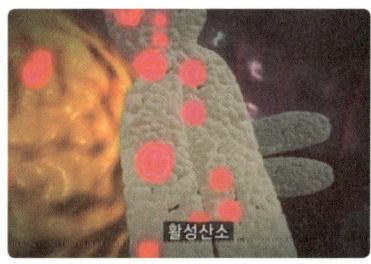

활성산소가 정상세포를 공격하는 모습

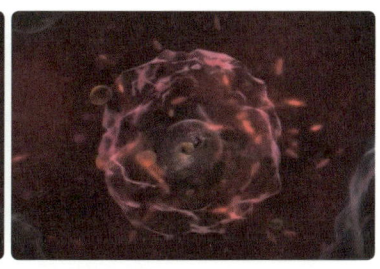

활성산소에 의해 정상세포가 손상된 모습

활성산소량도 늘어난다. 운동을 한 후 활성산소의 양이 어떻게 달라지는지 알아보기 위해, 〈생로병사의 비밀〉 제작진은 20대, 40대, 50대의 남자 각각 한 명씩, 세 사람과 함께 실험을 진행해보기로 했다.

우선 운동 강도를 조절하기 위해 몇 가지 검사를 실시, 세 사람의 기초 체력을 알아봤다. 체력 검사에 근거해 자기 체력의 70%의 강도로 운동을 시작한 세 사람. 운동 강도가 높아짐에 따라 활성산소량은 어떻게 달라질까?

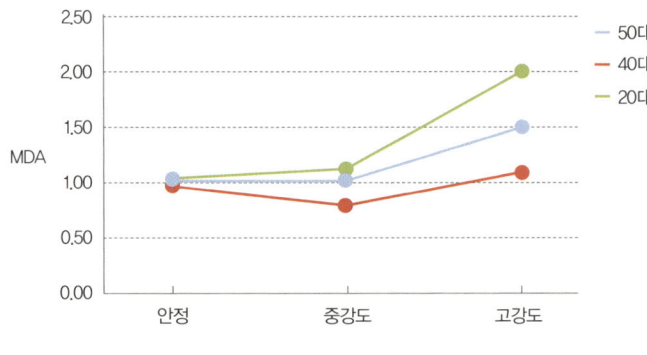

운동 강도에 따른 산화스트레스

운동 강도에 따른 항산화 효소

실험 결과, 운동 강도에 따른 활성산소의 양은 중강도 수준의 운동일 경우에는 나이에 상관없이 거의 변화가 없는 반면, 고강도 수준의 운동에서 급격히 증가하는 것을 알 수 있었다. 또 활성산소를 없애주는 체내 항산화 효소의 경우, 저강도부터 고강도까지 모두 하향곡선을 그린 50대 실험 참가자를 제외하고, 중강도까지 상승세를 보이다가 고강도가 되면서 모두 감소했다. 즉, 우리 몸에는 중강도까지의 운동이 가장 좋다는 결과를 얻은 것이다. 격렬한 고강도 운동으로 오히려 몸을 망치는 우를 범하지 말고, 건강하게 암을 탈출할 수 있는 중강도 운동을 즐기는 지혜가 필요하다.

운동과 식이요법을 병행하라

암환자에게 지방세포는 커다란 적이다. 그냥 적이 아니라 암환자의 생사를 가를 수 있는 치명적인 적이다. 몸속에 지방조직이 많을수록 암 수술의 성공률은 떨어지고 암의 전이와 재발 가능성은 높아진다. 따라서 체중 관리를 위해 암환자에게 운동은 꼭 필요하다. 뿐만 아니라 운동은 암환자의 면역체계를 회복시켜주고 암과 싸워 이길 수 있는 체력도 길러준다.

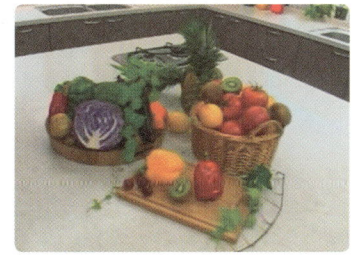

전문가들은 운동에 식이요법을 병행하면 더 좋은 효과를 볼 수 있다고

말한다. 2008년 6월, 미국의 시사주간지 《뉴스위크》는 '암을 예방하는 라이프스타일'이라는 제목의 특집 기사를 통해, 간단한 생활습관을 바꾸는 노력만으로도 얼마든지 암을 예방할 수 있다고 밝혔다. 즉 규칙적으로 운동하고 기름진 식단 대신 과일과 채소를 많이 먹는 식이요법에, 담배만 끊어도 모든 암의 70%는 예방할 수 있다고 기사를 통해 전달했던 것이다.

운동과 식이요법을 병행하면 왜 암환자들에게 더 좋은 것일까? 체중관리도 더 잘 될 뿐만 아니라 항암효과와 항산화 효과도 함께 얻을 수 있기 때문이다.

국내의 한 연구팀에서 운동과 식이요법을 따로따로 진행할 때와 함께 진행할 때의 체중 관리 효과에 대해 실험을 한 적이 있다. 실험 참가자를 세 팀으로 나누고, 운동팀은 4주 동안 먹는 것은 그대로 먹되 하루에 두 시간씩 꾸준히 운동을 하도록 하고, 식이요법팀은 4주 동안 운동은 하지 않고 채소와 과일 위주로 식습관만 개선하게 했다. 그리고 운동·식이요법 병행팀은 4주 동안 운동과 식이요법을 함께 하도록 했다.

그 결과, 4주 후 운동팀은 체지방을 평균 1.05kg 감량했고, 식이요법팀은 평균 2.1kg을 감량했다. 놀랍게도 운동·식이요법 병행팀은 체중은 평균 3.3kg, 체지방은 2.37kg 감량하는 결과를 보여줬다. 따로따로 하는 것보다 운동과 식이요법을 병행할 때 엄청난 시너지효과를 낼 수 있다는 것을 보

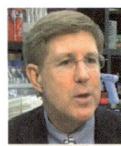

Doctor Says

운동은 식이요법과 병행하면 좋다

"운동만 하거나 식이요법만 하는 것보다 운동과 식이요법을 병행할 경우 훨씬 효과적이며, 둘을 함께 실천한다면 암을 치료하고 예방하는 데 매우 큰 효과를 기대할 수 있다.
_스테판 허스팅 교수(MD앤더슨 암센터)

여준 실험이었다.

운동과 식이요법을 병행할 경우 좋은 것은 단지 체중 관리 측면만은 아니다. 암환자들이 운동을 할 때 식이요법과 함께 하는 것이 좋다고 하는 이유는 바로 채소와 과일에 다량 함유된 항산화·항암 물질인 파이토케미컬 때문이다. 파이토케미컬은 노화를 막고 활성산소를 없애는 등 항암효과가 뛰어나다.

일본노인병연구소에서 운동과 식이요법의 상관관계를 알아보기 위해 실험을 진행한 적이 있었다. 쥐에게 운동을 시키고 항산화 물질이 풍부한 멜론을 섭취하게 한 경우 어떠한 변화가 있는지 관찰하는 실험이었다. 실험 결과는 놀라웠다. 쥐들의 간과 신장, 근육의 항산화력이 모두 높아진 것이다.

이렇듯 운동과 식이요법은 떼려야 뗄 수 없는 밀접한 관계를 가지고 있다. 암과 싸워 이기려면, 운동과 식이요법을 아예 안 하거나 따로따로 하는 것보다 함께 하는 것이 훨씬 효과적이라는 사실을 잊지 말자.

치료와 요가를 병행하면 좋다

최근 우리나라를 비롯한 여러 나라에서 암 치료 과정의 한 프로그램으로 요가를 도입하는 병원이 늘어나고 있다. 미국의 MD앤더슨 암센터도 암 치료에 요가를 결합시키고 있는데, 특히 방사선치료를 받는 유방암 환자들에게는 주 5회 요가를 시키고 있다. 이와 같이 요가가 암 치료

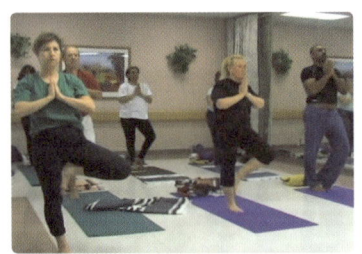

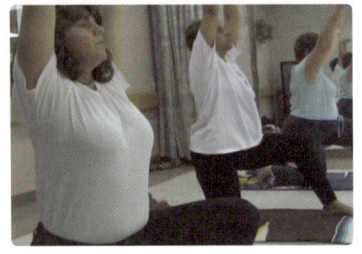

에 병행되고 있는 것은 요가가 암 치료에 효능이 있는 것으로 밝혀졌기 때문이다.

MD앤더슨 암센터의 로렌조 코헨 교수팀은 요가 프로그램을 받은 유방암 환자들을 대상으로 요가의 효과를 검증해보았다. 코헨 교수팀은 방사선 요법을 받고 있는 평균 52세의 0~3기의 유방암 여성 163명을 대상으로, 요가, 간단한 스트레칭, 어떤 훈련도 하지 않는 세 그룹으로 나누고, 요가와 스트레칭 그룹은 6주에 걸쳐 일주일에 3일, 하루 한 시간씩 각각 요가와 스트레칭에 참여하게 했다. 6주 동안 요가와 스트레칭을 받은 그룹을 대상으로 삶의 질과 피로감, 우울증 등을 조사하는 한편, 치료가 끝난 후에는 타액샘플을 채취하고 심전도 검사를 실시했다.

그 결과, 요가 그룹과 스트레칭 그룹에서는 피로감의 감소가 나타났으며, 특히 요가 그룹에서는 스트레스호르몬인 코르티솔이 현저하게 줄어든 결과를 보여 요가가 스트레스호르몬을 조절하는 기능을 가지고 있음이 밝혀졌다. 또 불면증을 호소하던 환자들 역시 숙면을 취하게 돼 삶의 질이 더 높아졌다고 말했다.

MD앤더슨 암센터의 연구처럼 요가는 특히 암환자의 불면증을 치료하는 데 큰 효과가 있다. 2008년 10월 미국 로체스터대학교 연구팀도 《임상수면의학저널》에 "수면장애와 불면증을 겪고 있는 암환자들의 수가 일반인의 수보다 2~3배 더 많다. 요가를 통한 깊은 복식호흡과 명상 등은 수면장애와 불면증을 줄이는 데 큰 도움이 될 수 있다."라고 밝혔다. 수면장애나 불면증을 겪고 있는 암환자에게 요가는 특효 운동처방인 셈이다.

암을 이긴 의사들의
운동법

　　　　여기 세 사람의 의사가 있다. 김선규 원장, 홍영재 박사, 고창순 박사. 이들은 모두 의사인 동시에 암환자다. 김선규 원장은 직장암, 홍영재 박사는 대장암과 신장암, 그리고 김영삼 전 대통령의 주치의였던 고창순 박사는 대장암과 십이지장암, 거기다 간암까지 무려 세 차례나 암으로 수술을 받았다.

　일반적으로 의사들은 암에 잘 걸리지 않을 거라고 생각하는데, 의사 중에도 암으로 고생하는 사람들이 꽤 많다. 하지만 의사 암환자들이 일반인 암환자들과 다른 점이라면 일반인 암환자에 비해 생존확률이 높고 재발이나 전이 확률도 더 낮다는 점이다.

암과 싸우는 최전선에서 진두지휘를 하며 치료를 행하는 의사이자 치료를 받는 암환자로서 이들은 어떤 운동을 어떻게 했던 것일까? 이제부터 암을 이겨낸 세 의사의 운동법을 살펴보도록 하자.

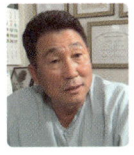

암을 이긴 의사들의 운동법 1
운동과 휴식의 균형을 찾아라

　　산부인과 전문의로 직접 암환자를 치료하기도 하는 홍영재 박사는 본인이 암 진단을 받은 이후 좋은 의사란 무엇인지 다시금 생각해보게 되었다고 한다.

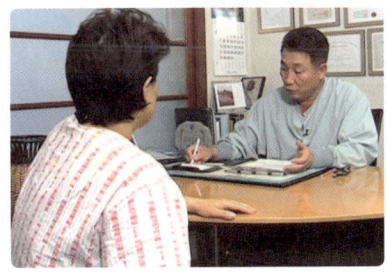

　　"환자에게 귀를 기울여주고, 의사로서 그 환자에게 희망적인 말을 해준다는 게 정말 중요하다고 생각했어요. 말기 암환자라 하더라도, 생명이 한 2~3개월 내지는 3~4개월밖에 남지 않은 사람이라 하더라도, 말 한마디로 희망을 줄 수 있거나 긍정적인 쪽으로 병과 투쟁할 수 있도록 도와주는 의사가 진정한 명의이자 훌륭한 의사라고 생각합니다."

　　아침 7시, 홍영재 박사는 어김없이 수영장을 찾는다. 과로와 스트레스로 인해 불규칙했던 자신의 생활습관이 암을 불러왔다는 걸 너무나 잘 알고 있기 때문이었다. 건강을 챙길 여유조차 없을 만큼 바빴던 그에게 대장암 진단이 내려진 건 2001년 말이었다. 그런데 대장암뿐만 아니라 CT촬영 결과 왼쪽 신장에 또 다른 암이 발견됐다. 다행히 대장에서 전이된 암은 아니었지만 대장 일부와 함께 왼쪽 신장도 떼어내야만 했다. 6개월간의 항암치료 기간에는 사지가 찢기는 듯한 통증과 경련, 구토가 일었다. 밥 한술조차 뜨기 힘겨운 상황이었지만, 식욕을 되찾고 암과 싸우기 위해서라도 움직여야 했다.

홍 박사가 운동을 하는 데에는 한 가지 원칙이 있다. 다음 날 아침 일어났을 때 몸이 무거울 만큼 무리하지 않는다는 것, 그리고 피곤하다 싶을 땐 충분히 쉰다는 '게으름의 원칙'이다.

"운동도 열심히 해야겠지만, 쉴 때는 정말 모든 것을 내려놓고 편히 쉴 줄 알아라. 그러니까 쉽게 말해서 게으름을 피울 줄 아는 사람이 좀 되는 게 좋겠다는 것이 제 원칙입니다. 이 원칙은 어떻게 보면 열심히 운동하라와 상반된 의견이지만, 이걸 조화롭게 잘 이끌어 가면 극한 상황에 처해 있는 환자들이 더더욱 잘될 수 있지 않겠느냐 하고 생각합니다."

홍 박사의 게으름 운동법은 과연 맞는 것일까? 저강도 운동에서 중강도 운동까지는 면역력이 상승하는 것으로 알려져 있지만, 너무 오랜 시간 무리해서 운동을 할 경우엔 면역력이 떨어져 질병에 걸릴 위험이 높아지게 된다. 이를 오픈 윈도우, 즉 창이 열려 찬바람이 들어오는 상

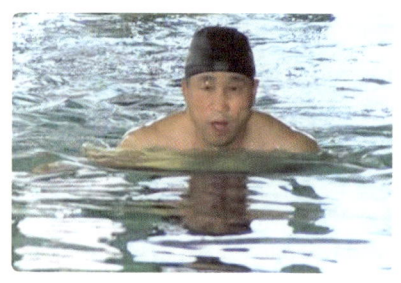

태라고 표현하는데, 고강도 운동을 한 직후엔 면역기능이 급격히 떨어져 세균이나 바이러스에 감염될 위험이 오히려 높아진다. 반면 중강도 운동의 경우 큰 변화는

없지만 꾸준히 면역력이 증가하기 때문에 장기적으로 지속한다면 훨씬 효과적이다. 홍영재 박사의 지론인 적절하게 운동과 휴식을 맞추는 게으름 운동법은 옳은 선택인 것이다.

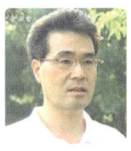
정신적인 안정감을 유지하라

태극권을 하며 호흡과 동작에 힘을 싣다보면, 어느새 김선규 원장의 이마에는 땀이 배어난다. 직장암 진단 이후, 태극권을 시작했다는 김선규 원장. 요즘 그의 하루는 늘 이렇게 태극권으로 시작된다.

"암 진단을 받기 전에는 그냥 충동적으로 운동하고 싶으면 나가서 하고 그랬죠. 그런데 암 진단 이후에는 일단 시간을 정해서 규칙적으로 운동을 하고 있어요. 그 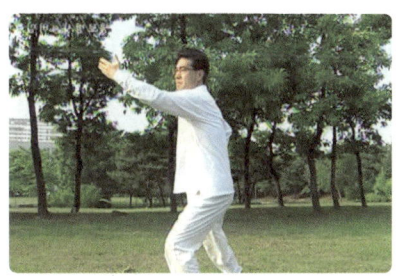 리고 무리를 하지 않는 선에서 운동 시간과 운동량을 정합니다. 무엇보다도 운동을 하더라도 즐겁게 하려고 하는 그런 마음가짐 자체가 달라졌어요."

김선규 원장이 직장암 3기 선고를 받은 것은 개인의원을 운영하던 1998년의 일이다. 당시의 김 원장은 진료를 마치고 새벽까지 술을 마시는 일이 에사였다. 술과 고기와 튀긴 음식을 좋아했던 그 당시의 몸무게는 100kg이 넘었다.

그러던 어느 날, 설사가 멈추지 않아 동네 병원을 거쳐 모교인 연세대학교 세브란스병원에 갔더니 직장암 3기라는 청천벽력 같은 진단이 내려졌다. 암을 제거하기 위해, 김선규 원장은 직장의 상당 부분을 잘라내는 대수술을 받아야 했다.

그러나 그는 살아 있고, 지금은 암환자협회 회장으로서 같은 처지에 놓인 환자들에게 올바른 치료법에 대한 정보를 제공하고 있다. 먼저 투병의 길을 걸으며 환자이자 의사로서, 암과 싸우는 과정에서 가장 힘겨운 점이 무엇인지 잘 알기 때문이다.

"암환자들이 대개 재발이나 전이의 염려 때문에 굉장히 불안에 떨거든요. 조금만 아파도 혹시 재발이 되지 않았나, 전이가 되지 않았나 하며 굉장히 불안해합니다. 그런데 운동을 하면 신체에 활력이 생기고 불안감도 없어져요. 정신적, 육체적으로 다 도움을 주는 거죠."

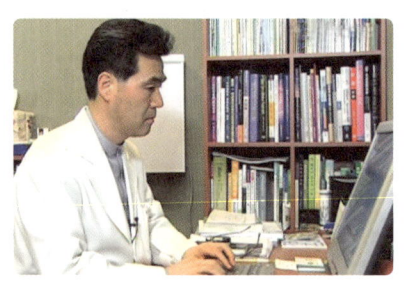

김선규 원장도 자신에게 상담을 요청하는 암환자들의 불안한 심정을 이해 못하는 것은 아니다. 김 원장 또한 투병 기간에 죽음이 떠오를 때마다 불안함을 떨치기 위해 큰 소리로 노래를 부르며 불안감을 떨쳐내던 과거가 있기 때문이다.

이런 불안한 투병의 길을 먼저 걸어봤기 때문에 암과의 싸움은 불안감을 떨쳐야 이길 수 있다고 말한다. 자신이 좋아하는 운동을 즐기며 자신이 암환자라는 사실을 잠시 잊는 것도 좋고, 명상이나 호흡을 병행해 정신적인 안정을 찾는 것도 암 극복에 큰 도움이 된다고 김 원장은 강조했다.

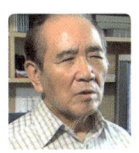

운동을 습관화하라

　의사들 사이에서도 '기적의 사나이'로 통하는 고창순 박사. 늘 운동한다는 습관을 증명이라도 하듯, 그의 집 거실엔 스텝퍼와 아령 등 잡다한 운동기구들이 즐비하다.

　"적어도 하루에 한 시간 내지 두 시간은 어떤 형식으로든지 운동에 준하게 움직이려고 노력하고 있죠. 만 보를 기준으로 해서 하루 5,000~6,000보 정도는 운동을 하고 나머지 시간은 운동의 흉내라도 내면서 스트레칭 같은 거라도 해요. 만 보 걷는 양을 기준으로 해서, 그 기준에 맞춰 대략 움직이고 있는 셈입니다."

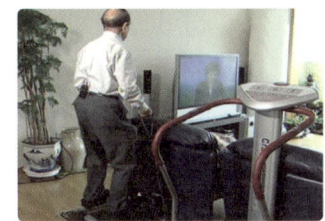

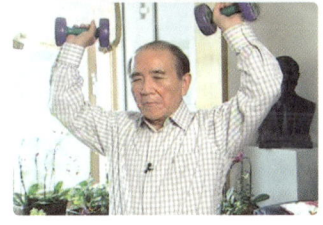

　고창순 박사의 암 이력은 놀랍다 못해 경이롭다. 26세에 대장암, 51세에 십이지장암, 그리고 65세에 간암을 진단받았는데, 건강관리에 소홀할 때마다 기다렸다는 듯이 암은 찾아왔다. 수술을 받은 이후에도 암은 계속 재발돼, 간동맥을 차단해 암세포를 죽이는 간동맥색전술, 고주파 열치료와 알코올 주입법 등 가능한 의학적 치료를 모두 받아야 했다.

　그러나 지금은 작은 암세포들 외에 크게 재발한 흔적은 없다. 조기검진과 철저한 자기관리가 이룬 승리었다. 마지막 암 진단 이후, 고창순 박사는 아내와 함께 하루 만 보 정도의 운동량을 습관화한다는 그만

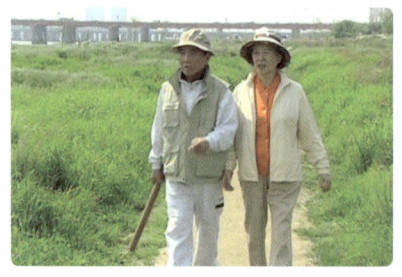

의 법칙을 지켜가고 있다. 암의 재발을 막는 가장 쉽고 건강한 방법, 그것은 바로 운동이기 때문이다.

"암세포가 자라나면, 내 몸 안에서는 암을 이겨내려는 면역력도 발동하기 마련입니다. 면역력을 발동시키기 위해서는 체력을 튼튼하게 유지하는 것이 기본입니다. 일상생활 속에서 나쁘다고 알려진 것들은 하지 않고, 운동을 통해 정신적, 육체적 건강 상태를 유지하는 것이 절대적으로 효과가 있다고 믿고 있습니다."

규칙적이고 꾸준한 운동은 암환자에게 좋은 영향을 미친다. 때문에 세계보건기구(WHO)와 미국암학회(ACS)에서도 암을 예방하기 위해서는 하루 30분 이상의 유산소 운동을 권장하고 있는 것이다. 고창순 박사가 운동을 습관화한 것은 이 원칙에 잘 맞는 훌륭한 건강 유지법인 셈이다.

암환자를 위한 걷기운동법,
온코워킹

　독일 서남부 바덴뷔르템베르크 주에 위치한 작은 도시 칼스루에 시. 친환경 도시를 지향하는 도시답게 도심 곳곳에 울창한 숲이 펼쳐져 있다. 그중 한 숲속에 매주 화요일마다 온코워킹을 하는 사람들이 모인다. 60대 노인들이 대부분인 이들은 지금도 암 치료를 받고 있는 환자들이다. 이들에겐 공통의 목적이 있다. 온코워킹을 통해 암을 극복하고 보다 건강해지는 것이다.

　암환자를 위한 온코워킹은 일반 걷기와 크게 다르지 않다. 다만 과격한 움직임은 피해야 하며 특히 유방암 환자들의 경우 수술 부위를 자극하지 않도록 주의해야 한다. 온코워킹 트레이너인 칼스루에대학교 스포츠과학연구소의 피아 하트만 씨 이야기를 들어보자.

　"유방암 환자는 온코워킹을 할 때 팔 사용을 자제하고 상체를 너무 과격하게 움직여서는 안 됩니다. 몸 뒤쪽에서는 팔을 펴서 열고 몸 앞에선 구부리며 닫아야 합니다. 그렇게 하면 림프액의 흐름에 자극을 주어 림프 순환이 좋아집니다."

　참가자들은 일반인들보다 신체능력이 현저하게 떨어져 있는 암환자들이기 때문에 걷는 동안 심장박동 측정기를 항상 휴대해야 한다. 그리고 심장박동이 정상범위를 넘어갈 경우 걷기 속도를 늦춰 운동량을 조절해야 한다.

　온코워킹은 종양이라는 뜻의 그리스어 어원 '온코(Onco)'와 걷기의 '워킹

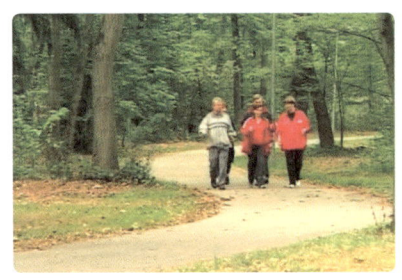

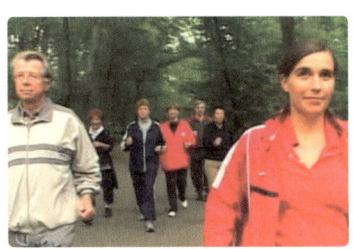

(Walking)'이 합쳐진 말로, 조용한 숲길을 무리 지어 함께 걷는 것이 전부다. 하지만 '암과의 싸움'이라는 같은 목적을 가진 사람들이 함께 걷는 장점은 많다. 유대감도 크고 서로의 병에 대한 정보도 공유할 수 있기 때문이다.

1시간 10분간의 걷기에 이어 간단한 스트레칭으로 마무리되는 온코워킹. 신선한 공기를 마시며 함께 걷는 것이 전부지만, 운동을 마친 암환자들의 얼굴에는 만족감이 가득하다.

칼스루에시립병원 종양학과 마틴 빈넨하이 박사는 "암환자들은 오랜 암 치료로 기력이 떨어지기 쉽다. 계속 육체 활동을 꺼리게 되면 체력 약화로 이어지고, 근력도 떨어져 근육도 위축된다. 상태가 호전되지 않고 점점 더 악화되는 것이다. 그런 암환자들에게 온코워킹은 큰 도움이 된다. 신체의 중요한 기능을 잊지 않도록 해주기 때문이다. 이를테면 심장순환기능이나 호흡기능을 훈련시켜 강화시켜주는 것이다. 온코워킹을 규칙적으로 할 경우, 암 수술 후 치료 과정에서나 치료 중간의 휴식기간에 상태가 눈에 띄게 좋아지는 것은 분명하다."라고 말했다.

독일에서의 온코워킹은 칼스루에시립병원과 칼스루에대학교가 공동으로 추진하고 있는 걷기 프로그램이다. 칼스루에대학교 스포츠과학연구소의 클라우스 뵈스 교수는 온코워킹에 참가하는 암환자들의 운동 능력 변화를 연구하고 있다. 15주 동안 온코워킹을 했을 때 암환자들의 운동 능력에 얼마나 변화가 있었을까? 운동을 시작하기 전 2km를 전력으로 걷게 했을 때 평균 21분 25초가 걸리던 환자들이, 15주간의 온코워킹을 한 후에는 평균 19분 08초밖에 걸리지 않게 되었다. 운동 전보다 운동 능력이 11% 이상 향상된 것이다. 뿐만 아니라 걷기에 참가한 환자들의 만족도 또한 높았다. 온코워킹 프로그램이 끝난 후에도 걷기를 계속할 것이냐는 물음에 온코워킹에 참가했던 환자들은 모두 그렇다고 대답했다.

이런 결과에 대해 클라우스 뵈스 교수는 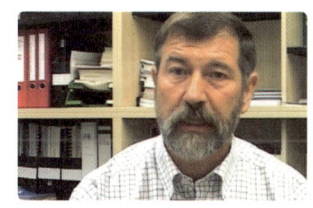 "온코워킹은 활동능력이 떨어지는 암환자들이 가장 손쉽게 시작할 수 있는 가장 효과적인 운동이다. 몸을 지나치게 혹사시키지 않는 비교적 편안한 걷기 프로그램을 통해, 암환자의 면역체계를 안정시킬 수 있다는 긍정적인 결과를 얻었다."고 말했다.

사실 걷기만으로 암을 완벽히 치료하는 것은 불가능할지 모른다. 하지만 걷기가 암환자의 건강을 호전시키고 삶의 기쁨과 활력을 되찾아주는 데 탁월한 효과가 있는 것만은 분명하다. 암이라는 끔찍한 경험에서 벗어나 일상을 회복하는 데 도움을 주는 온코워킹은 그래서 암환자에게 가장 이상적인 운동이라고 할 수 있다.

癌중모색,

식이요법과 운동은 병원에서의 치료와 병행될 때 가장 확실한 치료 효과를 보인다. 그런데 많은 환자들이 병원에서의 항암치료를 두려워한다. 주변에서 방사선치료와 항암제 투여가 계속되면서 여러 부작용으로 투병의지와 체력이 흔들리는 암환자들을 많이 봤기 때문이다. 그렇다면 암환자들을 힘들게 하는 부작용을 막을 수는 없을까? 병원치료가 효과적으로 이루어지기 위해 암환자들이 가져야 할 태도와 항암치료의 부작용을 혁신적으로 줄이고 암과 공존할 수 있는 시대를 열고 있는 암 치료술의 현주소에 대해 살펴본다.

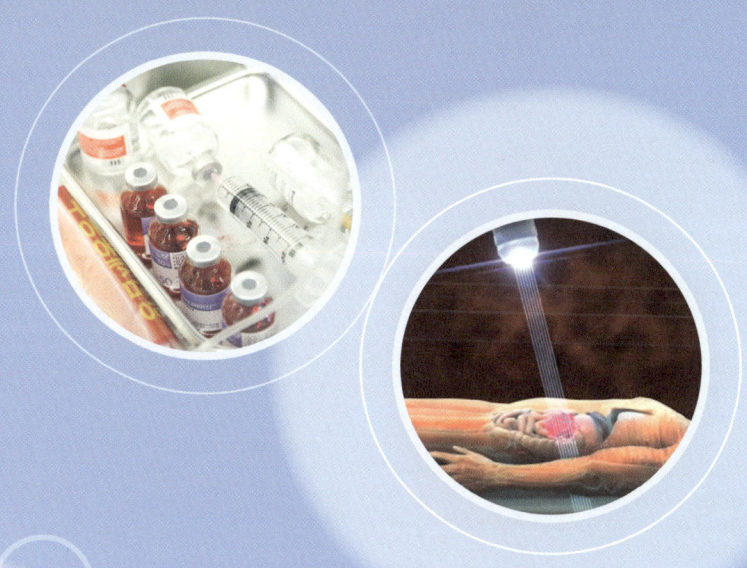

Part 03 병원치료로 암을 이긴 사람들

치료해야 산다!

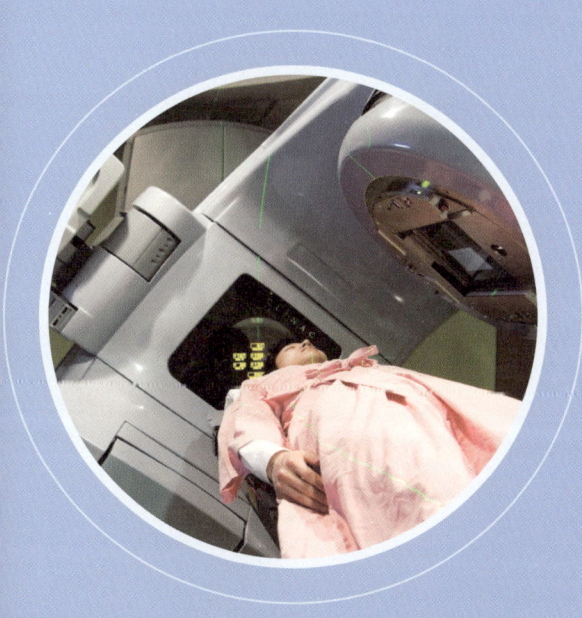

치료의
주체가 되라

        암은 현대 의학이 아직 정복하지 못한 대표적인 질병으로, 수십여 년 전부터 한국인의 사망 원인 1위를 차지하고 있다. 병원에서 의사로부터 "당신은 암입니다."라는 진단을 받았을 때 대부분의 사람들은 공포와 절망감에 휩싸이거나 고통스러운 항암치료와 긴 투병 기간을 떠올리며 두려움부터 갖는다.

    하지만 암에 걸리면 무조건 절망부터 했던 예전과는 달리, 요즘에는 암에 걸리고도 10년 이상 살고 있는 환자들이 50%가 넘을 만큼 암 완치가 아주 어려운 것만은 아니다.

    암을 진단받고 생사의 갈림길에서 살아난 사람들은 한결같이 자신이 걸린 암에 대해 알고 적극적으로 치료를 받아야 암을 이길 수 있다고 말한다. 이제부터 암을 아는 것이 왜 중요한지, 또 적극적으로 치료받는 것이 암의 치료와 완치에 어떤 영향을 미치는지 살펴보자.

암,
알아야 이긴다

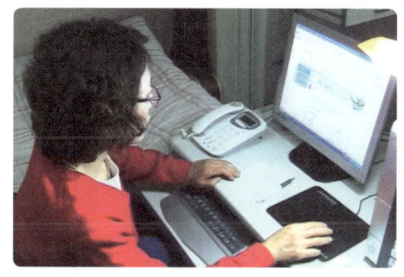

지난 2003년 유방암 판정을 받은 최복자(49) 씨. 유방암 수술 이후 최복자 씨는 자신의 건강에 대해 한시도 긴장을 늦춘 적이 없다. 언제 어느 때 다시 재발하거나 전이될지 모르기 때문이다. 이를 대비하기 위해 최복자 씨는 인터넷을 통해 유방암에 대한 각종 정보를 수시로 검색하고, 이상 증상이 있을 땐 담당 전문의에게 이메일이나 홈페이지 게시판을 통해 즉각 자문을 구한다.

"재발이나 전이, 그 부분이 제일 궁금하고 무서워요. 재발이나 전이는 금방 나타나는 것이 아니라 차츰 차츰 나타나는 어떤 신체 변화에서 오는 것 같아서. 뼈가 쑤시거나 가슴이 아프거나 팔을 올릴 때 아프거나 고개를 젖힐 때 아프거나 하는 증상이 오면 뭔가 더 의미심장하게 와 닿거두요. 더구나 의사 선생님들과 3개월에서 6개월, 1년 정두를 같이 치료해야 하는데, 그동안에 이러한 궁금증들을 해결하면 좋잖아요."

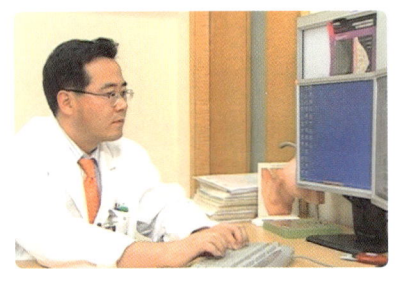

서울대병원 유방센터 노동영 교수의 하루는 유방암 환자들이 보낸 글에 대해 답글을 올리는 것으로 시작된다. 전문의로서 환자들로 하여금 암에 대한 막연한 불안을 떨치게 하고, 암은 얼마든지 극복될 수 있는 병이라는 걸 알리기 위한 노력이다.

이렇게 환자들과 소통을 하는 이유를 노동영 교수로부터 들어보자.

"옛날에는 암에 걸리면 불치병이라 더 이상 살 수 없는 치명적인 것으로 여겼는데, 지금은 여러 가지 약과 치료법이 많이 개발되어 있습니다. 심지어 고혈압이나 당뇨병 같은 질병처럼, 본인의 수명이 다할 때까지 암을 함께 데려간다는 동반자 같은 개념으로 바뀌었습니다. 완치가 아니라 동반자 개념이기 때문에, 환자들과의 소통을 통해 많은 정보를 전달해주는 것이 좋습니다."

암에 대한 개념이 바뀌면서 전문의와 환자를 직접 연결하는 암 환자 모임과 다양한 프로그램들이 개발되고 있다. 암을 좀 더 정확히 알고 적극적으로 극복하고자 하는 노력의 일환들이다. 암은 이제 더 이상 두렵고 불안하기만 한 불치병이 아니다.

이러한 노력들에 대해 연세대

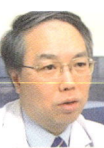

Doctor Says

암 치료, 불가능하지 않다

"암은 난치병이다. 치료하기 어렵다 이러한 말들을 많이 하는데 사실 치료가 불가능하지만은 않다. 조기진단이 많고 치료약과 치료기술도 발달하다 보니, 암과 싸울 수 있는 무기가 많아졌다. 또 환자들도 옛날보다 영양상태가 좋아져 암과 싸울 준비가 잘 되어 있기 때문에 암과 충분히 싸워볼 만하다.

_정현철 교수(연세대 세브란스병원 암센터)

학교 세브란스병원 정신과 남궁기 교수는 이렇게 말한다. "암에 대해서, 자기 병에 대해서 정확하게 아는 것이 굉장히 중요합니다. 환자들이 가지는 모든 불안감의 대부분이 정확하지 않은 정보와 자기만의 생각, 또는 전문가가 아닌 비전문가의 조언 때문이거든요. 그러니까 수단 방법을 가리지 말고, 의사나 전문서적, 인터넷 등을 통해 암에 대한 정확한 지식을 갖는 것이 중요합니다."

흔히 암과의 싸움을 전쟁터에 비유한다. 고대 중국의 병서인 손자병법에도 '지피지기면 백전불태'라는 병법 구절이 나온다. 내 몸의 상태를 알고 내가 싸워야 할 적인 암을 알고 싸우는데 어찌 암에 쉽게 굴복당하겠는가. 암환자는 무엇보다 자신의 암에 대해 정확히 알고 자신의 암을 치료해줄 의사와 병원을 신중히 선택해야 한다. 그런 다음 자신이 선택한 의료진을 믿고 따르면 치료 효과가 높아질 수밖에 없다.

적극적으로
치료하라

여느 집과 다름없는 평온한 집에서 화초에 물을 주고 있는 배계희 (52) 씨. 더없이 평온한 일상이 배계희 씨에게는 한없이 소중하다. 8년 전까지만 해도 배계희 씨는 대장암 3기 진단을 받고 절망했던 암환자였기 때문이다.

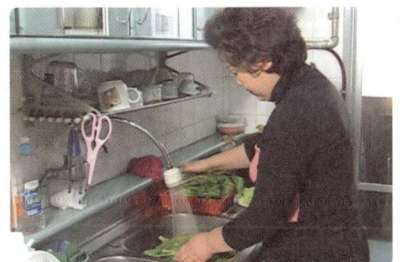

대장암으로 석 달밖에 살지 못한다는 시한부 선고를 받았을 때 가장 먼저 떠오른 것은 아이들이었다. 배계희 씨의 두 아들은 발달 장애를 갖고 있기 때문에 엄마 없이는 아무것도 할 수 없는 아이들이다. 이 아이들을 넓은 세상에 홀로 남겨둬야 한다는 사실이 무엇보다 두려웠다. 자신에게 남겨진 시간이 겨우 석 달이라는 사실에 배계희 씨는 다시 한 번 눈앞이 캄캄했다.

절망적인 상황 속에서 배계희 씨는 아이들 때문에 스스로를 일으켜 세웠다. 16년간 아이들 뒷바라지에 마음 편히 쉬어본 적 한 번 없었지만 자신이 세상을 떠나면 홀로 남겨질 이 아이들을 생각해서라도 어떻게든 악착같이 살아야 했다. 당시 열여섯 살이던 배계희 씨의 쌍둥이 자녀들은 어느새 스물네 살의 청년들이 되었다.

"항암치료를 받을 때 얼마나 힘들었냐면, 서울서 내려올 때는 다시는 안 간다고 막 울면서 왔어요. 하루만 살아도 제발 편하게 살다가 죽겠다고. 그렇게 울고 내려왔는데도 항암치료 날짜가 되면 나도 모르게 기어서 욕실로 가요. 가서 머리를 감고는 또 차를 타요. 스스로 살고 싶은 의지가 있었던 거 같아요. 제가 많이 살고 싶었던 것 같아요."

수술 후 배계희 씨는 이처럼 적극적으로 치료를 받기 시작했다. 35회가 넘는 방사선치료와 6개월에 걸친 항암치료의 고통 속에서도 치료를 받아야 살 수 있다는 믿음과 자신만 바라보는 아이들의 모습이, 지쳐서 무너져가는 배계희 씨를 잡아주었다. 그 힘든 치료 과정을 마친 끝에 배계희 씨는 마침내 다시 일어설 수 있었다.

현재 배계희 씨는 여느 평범한 사람들과 다름없는 일상을 보내고 있다. 배계희 씨는 이 모든 것이 낫는다는 희망을 품고 적극적으로 치료

를 받았기 때문이라고 생각하고 있다. 이
러한 배계희 씨의 생각에 대해 성균관대
학교 삼성서울병원 암센터장인 유병철 교
수는 이렇게 말한다.

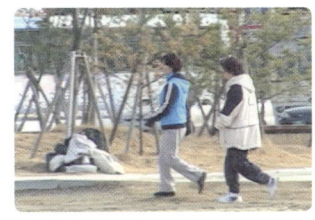

"의사는 방향을 제시하고 전문적인 시술을 하지만, 그것을 받아들여
직접 치료를 받는 것은 환자입니다. 환자 스스로가 적극적으로 어떤 치
료가 좋을까 의사와 상의하고, 그래서 자신에게 가장 좋은 치료법을 권
유받아, 충분한 이해를 토대로 그 치료법에 대해 의심하지 않고 희망을
갖고 치료를 받으려는 자세가 굉장히 중요합니다. 아무리 의사가 치료
를 하려고 해도 환자가 적극적으로 치료를 받지 않으면 암을 고칠 방법
이 없거든요."

거의 모든 암환자들이 암 진단을 받고 나면 보통 세 가지 치료를 받
게 된다. 수술과 방사선치료, 항암치료가 그것인데, 수술은 암을 제거
할 수 있는 가장 확실한 방법으로 초기 암에 유용하다. 또 방사선치료
는 수술 후 국소적으로 암세포가 남아 있을 때 방사선을 쬐어 암세포를
파괴시키는 방법이다. 마지막으로 항암치료는 수술이나 방사선 요법
후 전신에 퍼져 있을지 모르는 암세포를 제거하기 위해 약물, 즉 항암
제를 투여하는 항암 요법이다.

암환자들이 가장 어려움을 겪는 것이 항암치료 과정에서 나타나는
구토나 탈모와 같은 부작용이다. 항암제는 암세포를 찾아가 파괴하거
나 다른 곳으로 전이되는 것을 막는데, 문제는 암세포와 똑같은 특성을
가진 정상세포들이 함께 공격을 받는다는 점이다. 가장 대표적인 것이
모근세포와 점막세포인데, 모근세포가 공격을 받음으로써 심한 탈모

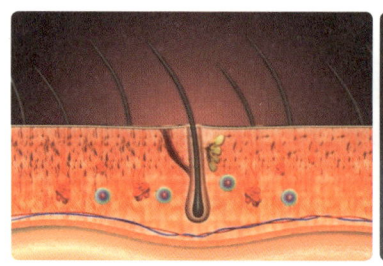
탈모 현상이 나타나는 모근세포

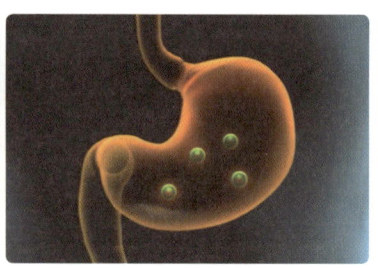
항암제의 공격을 받은 위장의 점막세포

현상이 나타나고, 위장의 점막세포가 공격을 받게 되면서 심한 구토를 하게 된다.

이러한 항암치료의 부작용 때문에 자의 반, 타의 반으로 치료를 중단 하는 환자들도 있다. 하지만 치료를 받다가 중단할 경우 상당히 위험한 결과를 초래할 수 있다. 실제로 530명의 암환자들을 대상으로 조사한 결과, 치료를 중단했을 때 재발 위험률은 57%, 수술 후 5년 이내 사망 위험률은 무려 79%나 증가하는 것으로 나타났다. 이는 적극적인 치료 가 얼마나 중요한지를 보여주는 결과라 할 수 있다.

게다가 최근에는 암세포에만 주로 작용하는 항암제가 개발되 는 등 환자의 고통을 최소화하는 치료법이 도입되고 있어, 열린 자 세로 치료를 적극적으로 받는 것 이 중요하다고 전문의들은 강조 한다. 또한 환자가 능동적으로 내 암의 치료는 내가 주도한다는 생

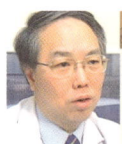

Doctor Says

항암치료 시 삶의 질도 고려한다

❝예전에는 치료를 할 때 어떻게든 암세포 를 다 죽이려고 했는데 지금은 삶의 질 도 고려한다. 환자한테 무조건 고통을 주 면서 하는 치료는 절대 하지 않는다. 득 과 실을 따져서 삶의 질이 증가한다든지 생명이 연장된다든지 할 때만 치료에 들 어가고, 득보다 실이 많아 환자가 고통을 많이 받거나 치료 효과가 없다고 판단되 면 치료를 하지 않는 것이 최근의 치료 방침이다.

_정현철 교수(연세대 세브란스병원 암센터)

각으로 수술과 방사선치료, 항암치료 등의 과정에서 주체가 되어 앞장서면, 암을 치료하고 완치하는 데 긍정적인 영향을 준다고 입을 모아 말한다.

암환자들의 심리변화

암 진단을 받은 이후 환자들은 여러 가지 심리적인 갈등을 겪게 되는데, 전문의들은 암환자들이 겪는 심리변화를 보통 다음의 다섯 단계로 나누고 있다.

1단계 자신이 암에 걸렸다는 사실을 도저히 믿고 싶어 하지 않는 '부정' 단계
2단계 '왜 하필이면 내가 암에 걸린 것일까?' 본인 스스로와 주변 사람들에게 화를 터뜨리는 '분노' 단계
3단계 암을 고치기 위해 여러 방법들을 시도해보는 '타협' 단계
4단계 아무리 노력해도 소용이 없다며 치료에 무관심해지는 '우울' 단계
5단계 모든 상황을 다 받아들이며 정상적인 치료에 들어가는 '수용' 단계

하지만 암 진단 후 모두가 이 과정을 겪는 것은 아니다. 환자 개개인에 따라 단계를 건너뛰기도 하고 혹은 순서가 바뀌기도 하고, 이 중 어느 단계에 걸려 더 이상 나가지 못하고 포기하는 경우도 있다.

표적치료제로
암을 잡는다

　　　　　치료 과정에서 암환자들이 가장 고통스럽게
생각하는 것은 항암제를 투여하는 항암치료다. 항암제는 암세포를 찾아
파괴하거나 다른 곳으로의 전이를 막는 중요한 역할을 하는데, 암세포와
똑같은 특성을 가진 정상세포들도 함께 공격하기 때문에 여러 가지 부작
용을 일으킨다. 대표적으로 심한 탈모증상과 심한 구토현상, 입안에 궤
양이 생기고 골수 억제 작용으로 몸의 면역기능이 급격히 떨어지는 등
항암치료 기간에는 여러 가지 부작용이 동반된다.

　그런데 얼마 전부터, 암세포가 성장과 증식을 하기 위해 필요한 경로
의 특정 부위를 차단해 항암효과를 내는 표적치료제가 일선 치료현장

에 급속히 보급되고 있다. 표적치료제는 정상세포에 주는 영향이 적어 부작용이 거의 없는데다 많이 진행된 암에서도 치료 효과가 뛰어나다.

이제부터 암 치료의 부작용을 혁신적으로 줄이고 암을 선별적으로 공격하는 표적치료제가 어떤 기전으로 암세포를 막고 치료를 하는지 살펴보고, 최근에 등장한 최신 표적치료제에 대해서도 알아보도록 하자.

최초의 성공적인 표적치료제, 글리벡

자신을 행운아라 부르는 한 남자가 있다. 미국 시애틀에 살고 있는 토드 커번(32) 씨가 그 주인공이다. 그는 1992년과 2001년, 두 번이나 만성골수성백혈병 진단을 받았다. 그렇지만 첫 번째는 새로운 치료법이 개발돼, 두 번째는 기적적인 약이 개발돼 두 번 모두 거짓말같이 떨쳐낼 수 있었다.

현재 토드 씨의 직장은 두 차례나 그의 백혈병을 기적적으로 치료해 준 프레드허치슨 암연구센터다. 이 병원에서 전기공을 구한다는 기사를 보고 바로 지원했을 정도로, 토드 씨는 이곳에서 일하고 싶었다. 토드 씨가 이렇게 병원에 애착을 갖는 이유는 이곳이 직장 이상의 의미가 있기 때문이다.

1992년, 토드 씨는 만성골수성백혈병으로 처음 이 병원을 찾았다. 당시 치료 방법은 골수이식밖에 없었지만 토드 씨의 가족 중에는 골수 일치자가 없었다. 그러나 때마침 병원에서 비혈연 골수이식 치료가 실험단계 중이었고, 토드 씨도 이 모험적인 치료에 참여했다. 결과는 성공적이었다. 그에게 첫 번째 행운이 일어난 것이다.

한때는 열여덟 살 이후의 삶에 대해 꿈꿀 수조차 없었던 그가 이제는 벽난로가 있는 아늑한 집에서 사랑하는 아내와 행복하게 살고 있다. 토드 씨는 암환자를 돕는 자원봉사 단체에서 지금의 아내를 만났다. 작년에 결혼식을 마친 두 사람은 한창 신혼이다.

그러나 사실 토드 씨는 지금의 아내를 만나지도 못하고 세상을 뜰 뻔했다. 2001년, 만성골수성백혈병이 재발하면서 또 한 차례의 시련이 있었기 때문이다. 또 다시 앞이 깜깜해지는 순간, 그에게 두 번째 행운이 찾아왔다. 세계 최초로 암 유전자 정보를 이용해 만든 백혈병 치료제 글리벡이 개발된 것이었다. 지금은 보편화되었지만 당시 글리벡의 등장은 충격적이었다. 10년 전만 해도 백혈병 환자들은 골수 기증자가 나타날 때까지 무한정 기다려야 했지만 이제는 하루에 약 한 알을 복용하는 것이 치료의 전부다. 만성골수성백혈병의 표적치료제로 나온 이 약은 기존의 의약품과는 다르게 유전자 정보를 기초로 하여 만든 최초의 게놈 의약품이다.

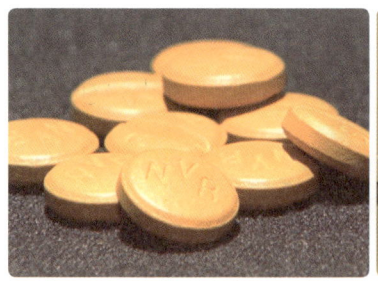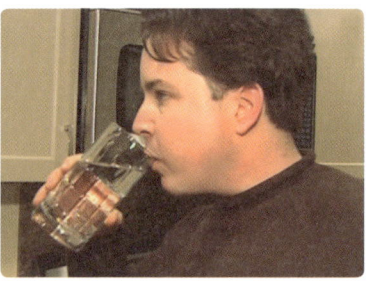

하루에 한 번 글리벡을 먹고 있는 토드 씨. 글리벡은 신호전달 단백질이 암세포에 달라붙는 것을 막아 암의 성장을 억제한다.

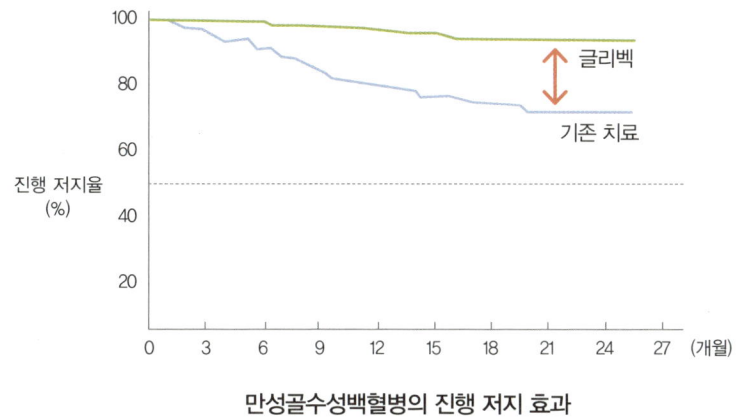

만성골수성백혈병의 진행 저지 효과

그렇다면, 유전자 표적치료제인 글리벡은 어떻게 암을 억제하는 것일까? 만성골수성백혈병은 골수 내에 비정상적인 백혈구 세포가 급격히 늘어나는 혈액암이다. 환자의 대부분은 일부 유전자의 염색체 위치가 바뀌어 있어 세포 수가 조절되지 않는 현상을 보인다. 유전자의 염색체 위치가 바뀌어 있으면 세포복제를 명령하는 신호전달 단백질이 계속 분비되어 백혈구 세포가 끊임없이 복제된다. 이때 글리벡은 신호전달 단백질이 암세포 벽에 달라붙는 것을 막아, 암을 죽이진 않지만 성장을 억제하는 작용을 한다. 글리벡의 최초 임상 결과에 따르면, 글리벡을 복용한 환자의 90%가 병이 진행되지 않는 상태로 2년 이상 건강하게 생존하는 것으로 니디났다.

최근에는 글리벡에 내성이 생

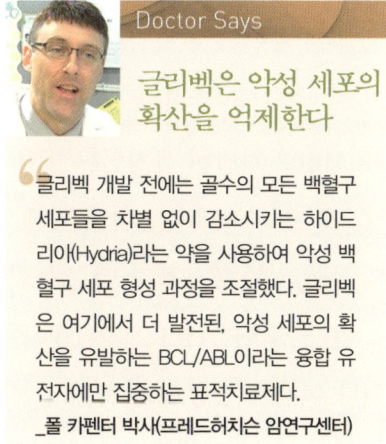

Doctor Says

글리벡은 악성 세포의 확산을 억제한다

" 글리벡 개발 전에는 골수의 모든 백혈구 세포들을 차별 없이 감소시키는 하이드리아(Hydria)라는 약을 사용하여 악성 백혈구 세포 형성 과정을 조절했다. 글리벡은 여기에서 더 발전된, 악성 세포의 확산을 유발하는 BCL/ABL이라는 융합 유전자에만 집중하는 표적치료제다.

_폴 카펜터 박사(프레드허치슨 암연구센터)

긴 환자들에게 효과를 보이는 새로운 표적치료제도 도입되고 있다. 스프라이셀과 타시그나 등이 대표적인데, 글리벡에 내성이 생긴 환자들에게 사용되고 있으며, 글리벡보다 부작용은 적고 우수한 치료 효과를 보인다는 임상실험 결과도 나오고 있다.

이처럼 갈수록 우수한 표적치료제가 의료현장에 등장하고 있어 암환자들의 미래는 밝다고 할 수 있다.

유방암의 표적치료제,
허셉틴

영국 런던에 살고 있는 일라리아 해밀턴(34) 씨. 배우로 왕성한 활동을 하던 그녀는 2005년 갑자기 전이성 유방암 진단을 받았다. 이미 아버지를 폐암으로 잃은 후였기 때문에 그녀에게 암 진단은 다른 사람들보다 더 큰 두려움으로 다가왔다.

유방 촬영과 조직검사를 통해 유방암 진단을 받은 일라리아 씨에게 의사는 호르몬 수용체 양성이며 HER2 과발현 유방암이라고 알려주었다. HER2 과발현 유방암은 매우 공격적이고 치료 후 예후가 나쁜 유방암으로 알려져 있다. 쉽게 말해, 같은 유방암이라고 해도 일라리아 씨의 몸에 있는 암세포가 더 지독한 셈이다.

얼마 전까지 HER2 과발현 유방암은 여성에게 나쁜 소식이었다. 그러나 이제는 상황이 달라졌다. 세포를 악독하게 만드는 단백질 정보가 밝혀져, 이미 허셉틴이라는 표적치료제가 나와 있기 때문이다. 전이성 유방암 환자들의 희망으로 떠오른 이 약은, 정상세포는 건드리지 않고 암세포만을 선택적으로 공격하는 최초의 유방암 표적치료제다. 어떻게 허셉틴이 암세포에 작용하는지 그 기전을 살펴보자.

유방암은 전형적으로 유관으로 이루어진 소엽에서 잘 발생한다. 소엽을 이루고 있는 세포 중 단 하나의 세포에서라도 유전적인 결함이 발생하면 세포는 결국 종양이 된다. 이 종양 세포는 혈액을 타고 유방조직까지 확산되거나 다른 부위로 전이되어 2차 종양을 형성하기도 한다. 이러한 과정을 거치면서 세포의 성장과 분열이 촉진되면, 세포는 HER2 단백질을 많이 만들어낸다. 이 단백질은 세포의 표피에 분포하고 있는 다른 단백질들과 결합해 세포의 성장과 분열을 촉진하는 신호를 보낸다. 그러다 보면 단백질이 많아져 신호는 잦아지고 세포는 빠르게 분열, 성장해 결국 암 덩어리가 된다.

이러한 기전에 착안해, HER2 과발현 유방암을 표적으로 하는 치료제인 허셉틴이 개발되었다. 일단 투여를 하면 혈액을 타고 들어간 허셉틴은 암세포의 표면에서 HER2 수용체와 결합하여 세포의 성장과 분열을 촉진하는 신호를 멈추게 한다. 그러면 결과적으로 암세포는 성장을 멈추고 사멸하게 된다.

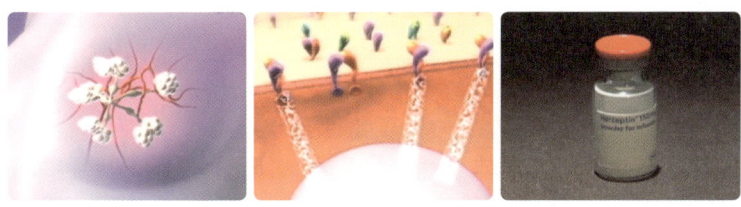

유관으로 이루어진 소엽에서 잘 발생하는 유방암 HER2 단백질은 세포의 표피에 분포하고 있는 다른 단백질들과 결합해 세포의 성장과 분열을 촉진하는 신호를 보낸다. 유방암 표적치료제 허셉틴은 암세포의 표면에서 HER2 수용체와 결합하여 이 신호를 멈추게 한다.

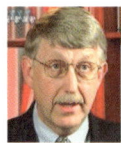

2005년 의학전문지 《뉴잉글랜드의학저널》에 실린 논문에 따르면, HER2 단백질이 과발현된 유방암 환자들에게 허셉틴을 1년간 투여한 경우, 재발 위험이 절반가량 감소한다는 조사 결과가 있다. 이는 유방암의 치료뿐만 아니라 유방암 재발 방지에도 허셉틴이 효과가 있음을 보여준다.

전 세계가 인간 유전자 프로젝트에 집중하고 인간의 유전자 염기 서열을 알고자 했던 가장 큰 목적은, 인간이 갖고 있는 질병을 빨리 진단할 수 있는 진단법과 질병에 대한 적절한 신약을 개발하는 데 도움이 될 것이라 예상했기 때문이다. 그러한 결과로 우리는 실제로 그 목적에 한걸음씩 가까이 다가가고 있다.

말기암 환자의 새로운 희망, 혈관생성억제제

한 대학병원의 대기실에 앉아 있는 배정임(61) 씨. 겉으로는 건강해 보이지만, 올 초 재발한 유방암이 임파선까지 전이된 상태다. 재발한 유방암 4기. 그것은 마치 사형선고와도 같다. 현대의학은 하루가 다르게 발전하고 있지만 아직 배정임 씨와 같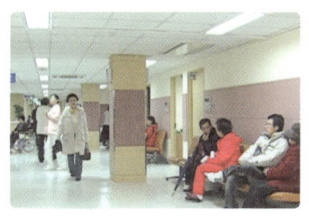
은 말기암 환자를 완치시킬 방법은 없다.
배정임 씨는 지푸라기라도 잡는 심정으로
한 대학병원에서 진행 중인 신약 임상시험
에 참여하고 있다.

두 남매를 둔 어머니로, 한 남편의 아내로, 무엇하나 모자람이 없던
배정임 씨였다. 하지만 10년 전, 어떤 예고도 없이 암이 찾아왔다. 수
술로 종양을 제거하고 재발을 막기 위해 힘든 항암치료도 견뎌냈다. 다
나은 듯 보였던 암은 완치의 기준이 되는 5년째 되던 해에 재발했다. 또
다시 고통스런 항암치료를 받아야 했다. 그러고도 지긋지긋한 암은 그
녀를 놔주지 않았다. 수술을 받은 지 10년 되던 지난 해 초, 암은 또 다
시 재발했다.

암이 다시 재발하자 배정임 씨는 치료를 포기하려 했다. 가장 큰 이
유는 항암제의 극심한 고통 때문이었다. 3주일에 한 번씩, 다시 항암치
료를 받기 시작한 배정임 씨. 항암제의 부작용으로 이미 머리카락은 다
빠져버렸다. 항암제로 암세포가 먼저 죽든가 아니면 환자의 체력이 먼
저 무너지든가. 결국 독성이 강한 항암제를 누가 더 오래 견뎌낼 수 있

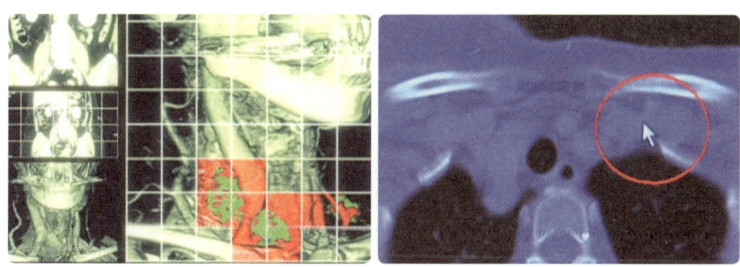

배정임 씨의 목 주변 임파선에 전이된 종양의 모습

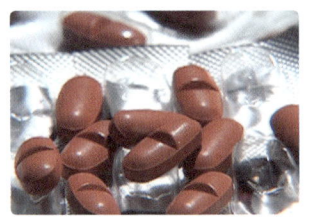

는지가 항암치료의 관건이라 할 수 있다. 만약 환자의 체력이 버텨내지 못하면 치료는 실패로 돌아간다.

임상연구에 참가하면서 배정임 씨는 항암제와 함께 전이성 유방암 치료제인 신약을 복용 중이다. 표적치료제라 불리는 이 약은 암세포의 특징만을 목표로 삼아 공격한다. 그래서 기존 항암제와 달리 정상세포의 손상이 거의 없어 그만큼 부작용이 적다. 배정임 씨는 항암제의 영향으로 머리가 빠지긴 했지만 신약을 먹고 나서부터는 식사를 편하게 할 수 있게 되었다.

40여 일 후 배정임 씨를 다시 만난 곳은 병원이었다. 그동안의 암의 치료 경과를 살펴보기 위해서다. 신약 임상시험에 참가한 후 처음으로 받는 CT 검사다. 40여 일 간의 신약 복용, 과연 배정임 씨의 상태는 어떻게 변했을까?

현재 배정임 씨에게 가장 위험한 곳은 목의 임파선으로 전이된 세 개의 종양이다. 손으로 만져봤을 때 줄어든 종양은 정말 호전된 것일까? 목에 있던 가장 큰 종양은 임상시험 전 3cm 정도였으나 이번 검사에서는 절반가량 줄어든 1.7cm로 나타났다. 불과 40여 일, 짧은 기간이었음에도 불구하고 종양의 크기는 놀랄 만큼 줄어들었다. 검사 결과, 임상시험 참가 전에 비해 전이된 종양 세 개 모두 50% 정도 줄어든 것으로 나타났다.

유방암 수술과 두 번의 재발로 10년째 암과 싸우고 있는 배정임 씨. 몇 번이나 치료를 포기하고 싶던 때가 있었다. 하지만 마지막까지 희망의 끈을 놓지 않았다. 이제 암은 서서히 줄어들고 있다. 그러면서 암을 이겨낼 수 있을 거라는 새로운 희망도 생겼다.

그렇다면 어떻게 신약이 배정인 씨의 암을 치료한 것일까? 의학적으로 암은 어느 날 갑자기 발생하지 않는다. 처음 암세포는 단 한 개의 정상세포에 돌연변이가 생기면서부터 시작된다. 이 암세포가 분열을 거듭해 암 덩어리가 되는데, 암세포가 분열해 성장하려면 영양공급이 필수다. 이를 위해 암세포는 새로운 혈관을 만들어내고, 이 혈관으로 충분히 영양을 공급받으면서부터 본격적인 암 덩어리로 자라나 생명을 위협한다.

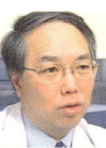

이렇게 혈관을 만들어내는 것은 암세포의 가장 큰 특징 중 하나다. 그러나 혈관생성을 차단하면 암으로 가는 영양공급이 중단돼 암은 서서히 굶어죽게 된다. 이것이 혈관생성억제제제로 불리는 표적치료제의 치료 개념이다.

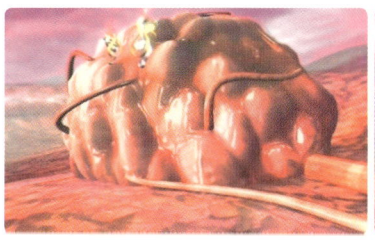
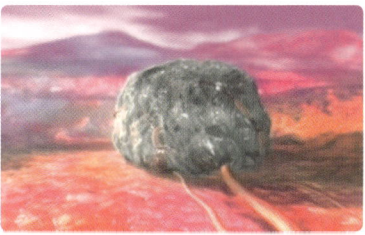

암세포는 영양을 공급받기 위해 새로운 혈관들을 생성한다. 그런데 혈관생성억제제제로 불리는 표적치료제가 혈관생성을 차단하면 암은 서서히 굶어 죽는다.

이제 혈관생성억제제의 등장으로 속수무책 바라보기만 하던 말기암 환자에게도 희망이 생긴 것이다. 앞으로 여러 가지 임상시험이 뒤따라야겠지만 여러 연구를 거쳐 좋은 혈관생성억제제들이 개발되면 훌륭한 암 치료법으로 자리매김할 것으로 기대된다.

표적치료제,
암의 재발과 전이도 막는다

수술로 종양을 제거해도 재발의 위험은 항상 도사리고 있다. 늦은 나이에 고등학교에 입학한 늦깎이 고등학생 고경근(51) 씨가 그 주인공이다. 30년이나 어린 학생들 사이에서 그는 배움의 기쁨을 만끽하고 있었다. 그런데 고등학교에 입학한 지 두 달 만에 청천벽력 같은 암 선고를 받았다. 대장암 3기, 암세포가 이미 주변 임파선까지 침범된 상태였다.

수술을 받기 위해 서울의 한 대학병원을 찾았고, 다행히 수술로 종양은 모두 제거할 수 있었다. 하지만 임파선까지 전이되어 재발이 우려되는 상황이었다. 고경근 씨는 수술 후 6개월 동안 항암치료를 받고 다시 6개월간 혈관생성억제제 임상시험까지 모두 마쳤다. 정기적 CT 검사

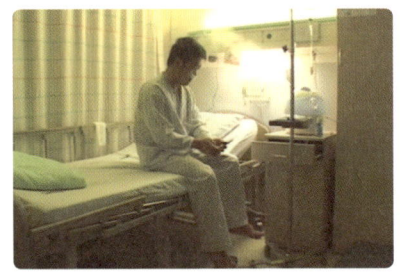

도 빠트리지 않고 받고 있다. 대장암 수술을 받은 지 1년 반이 지났지만 여전히 재발에 대한 불안감이 남아 있기 때문이다.

고경근 씨를 다시 만난 곳은 한

대학병원이었다. 6개월 만에 돌아온 정기 CT 검사일이라 병원을 찾았다. 검사 결과 간이나 위, 췌장, 임파선 등 다른 장기에서 재발의 가능성은 발견되지 않았다. 종양을 제거했던 대장 역시 깨끗했다. 하지만 아직 안심할 수는 없다. 암의 경우, 3기를 넘어서면 재발률이 높기 때문이다.

혈관생성을 억제하는 표적치료제가 주목받고 있는 또 하나의 이유는 암의 재발을 억제하기 때문이다. 암은 진행될수록 재발의 위험성도 함께 증가한다. 고경근 씨처럼 암이 3기 정도 진행된 경우, 이미 임파선까지 침범된 상태이기 때문에 수술로 종양을 제거해도 암세포가 남아 있을 가능성이 높다. 암은 1cm 이하의 작은 암세포일지라도 혈관생성 능력을 갖는 순간 순식간에 성장해 재발하게 되고, 이는 곧 생명을 위협하는 암으로 변한다는 것을 의미한다. 재발의 치명성은 병기에 따른 대장암 생존율에서도 잘 알 수 있다. 1기의 생존율이 95%로 매우 높은 반면 재발 위험이 높은 4기의 생존율은 겨우 5%에 불과하다.

고경근 씨처럼 수술 후에 혹시라도 남아 있을지 모르는 암세포가 걱

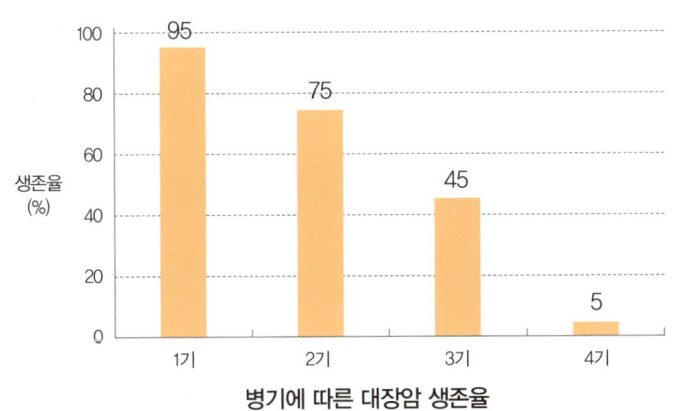

병기에 따른 대장암 생존율

정되는 경우 혈관생성억제제를 투여하면 안심할 수 있다. 설령 암세포가 남아 있다고 해도 혈관생성억제제가 투여될 경우, 암세포에 혈관이 생성되지 않아 암세포가 계속 휴면 상태를 유지하기 때문에 암의 재발을 막을 수 있다.

수술로 종양을 제거하고 나면, 보통 환자들은 암이 나았다고 안심한다. 하지만 암은 어느 날 갑자기 재발한다. 최이순(57) 씨는 2004년 유방암 수술을 받고 종양을 제거했다. 그리고 만에 하나 있을지도 모를 재발을 막기 위해 힘든 항암치료도 견뎌냈다. 암이 나았다고 안심한 순간, 재발했다. 수술 받은 지 꼭 1년만이었다. 게다가 재발한 암은 폐로 전이까지 된 상태였다.

하지만 최이순 씨는 암에게 질 수 없었다. 하나뿐인 아들 때문이었다. 어려서부터 유난히 몸이 약했던 아들이기에 평생을 함께할 제 짝을 맺어주고 싶었다. 그러나 아무리 떨쳐버리려고 해도 순간순간 죽음에 대한 두려움이 찾아왔다. 4기 암과 전이가 무엇을 의미하는지, 최이순 씨 자신이 누구보다 잘 알고 있기 때문이다.

몸속에 생긴 작은 암세포는 당장은 생명에 치명적이지 않다. 문제는 암세포가 계속 성장해 다른 장기로 이동하는 전이가 되면서부터다. 이 때부터 암은 정상조직을 파괴해 생명까지 위협한다. 암이 치명적인 것

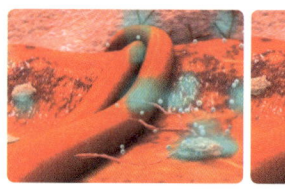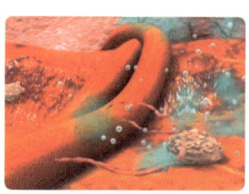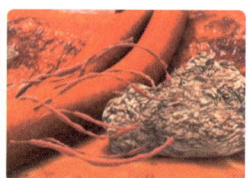

수술 후 남은 암세포는 혈관들을 생성하며 순식간에 성장한다. 이렇게 생성된 혈관은 암세포가 전이되는 통로 역할도 한다.

은 전이 때문인데, 그 통로 구실
을 하는 것이 바로 혈관이다.

사실 암을 뒤덮고 있는 혈관은
암의 생성에만 관여하는 것이 아
니라 전이에도 매우 중요한 역할
을 한다. 종양에 새로운 혈관이
생기면 종양세포가 떠날 수 있는
통로(도로)가 되기 때문에 혈관이
많아지면 많아질수록 종양세포가

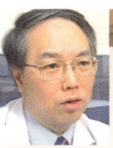

이 혈관을 통해 이동하는 횟수도 잦아진다. 그래서 혈관생성이 많을수
록 전이도 많아지는 것이다. 이렇게 전이가 걱정될 때도 혈관생성억제
제는 훌륭한 방어책이 될 수 있다. 혈관생성억제제가 투여될 경우, 암
세포가 혈관을 생성할 수 없어 전이될 위험도 사라지기 때문이다.

다중표적치료제의 등장과
표적치료제의 명암

얼마 전까지 혈관생성억제 표적치료제는 암의 혈관생성만을 억제시
켜왔다. 그래서 암 크기를 줄이기 위해서는 항암제와의 병용치료가 불
가피했다. 그러나 최근에는 혈관생성과 암세포의 성장인자를 동시에
억제하는 다중표적치료제가 개발되고 속속 의료현장에 등장하면서 암
치료 효과가 더 높아지고 있다. 2세대 표적치료제에서 진화한 다중표적

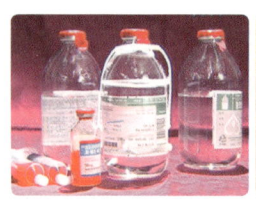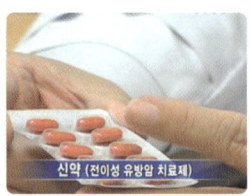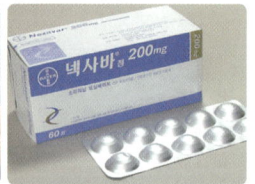

1세대 항암치료제와 2세대 표적치료제, 2세대에서 진화한 다중표적치료제의 모습

치료제는 암세포를 공격할 뿐만 아니라 암세포에 영양을 공급하는 경로인 혈관생성을 차단해 치료효과를 극대화하면서도 부작용은 획기적으로 줄였다.

현재 의료현장에 도입된 대표적인 경구용 다중표적치료제로는 수텐과 넥사바를 꼽을 수 있다. 수텐은 전이성 신장암에서 기존의 면역요법보다 월등한 효과를 보인다는 결과가 발표되었고, 넥사바는 신장암에 이어 간암 치료제로써 임상효능이 입증되어 미국 FDA의 승인을 받았다.

획기적으로 약효가 발휘되고 부작용도 많이 줄었다고는 하지만, 완벽한 약이란 없다는 듯 수텐과 넥사바에서도 일부 환자에게서 심부전의 위험성이 경고되는 등 부작용이 나타나고 있다.

사실 꿈의 치료제로 불리며 의료현장에 도입된 표적치료제도 몇 가지 약점을 가지고 있다. 먼저 표적치료제는 암이 생성되는 과정에 관여하는 특정 표적인자만을 공격하기 때문에 같은 종류의 암이라도 특정 표적인자가 있는 환자에게만 효과를 발휘한다. 즉 특정 표적인자가 없는 환자에게는 무용지물인 셈이다. 실제로 비소세포폐암 표적치료제인 이레사의 경우 동양인에게서의 반응률이 20%에 그친다. 서양인은 이보다도 낮아 10% 수준인 것으로 알려져 있다. 이러한 결과를 보이는 이유는 표피성장인자수용체에 돌연변이가 있는 환자에게만 효과가 있기 때문이다.

또 표적인자를 찾았다고 해도 지속적으로 약물을 투여하다보면 암세포에 내성이 생길 수 있다는 약점도 있다. 이러한 약점을 보완하기 위해 전통적인 화학요법제와 표적치료제를 병용해서 투여하는 칵테일요법과 유전자요법 등이 제시되고 있다. 마지막으로 현재까지의 표적치료제는 암세포를 완전히 죽이기보다 성장이나 증식을 억제하는 경우가 대부분이어서, 심한 경우에는 당뇨병이나 심장병 같은 만성질환처럼 수명이 다할 때까지 약제를 복용해야 한다.

이러한 한계 외에도 환자들을 가장 괴롭히는 것은 표적치료제의 비싼 약값일 것이다. 건강보험을 적용해 약값의 부담이 적어진 표적치료제도 있지만 건강보험이 적용되지 않는 표적치료제도 있고, 새로 출시된 표적치료제의 경우에는 국내 보험급여로 적용받기까지 시간이 걸리기 때문에 그동안 비싼 가격을 감내해야 한다.

표적치료제는 기존 암 치료의 개념을 획기적으로 바꿔놓은 기적의 치료제지만 지금까지 살펴본 대로 장단점을 모두 가지고 있다. 또 모든 환자가 충분히 효과를 보는 것도 아니다. 앞으로도 넘어야 할 산이 많다는 뜻이다. 하지만 부작용은 줄이고 치료효과는 높인 맞춤 표적치료제를 개발하기 위한 전 세계 암 연구센터와 제약사의 연구가 계속되는 한, 언젠가는 모든 약점을 극복한 완벽한 표적치료제가 등장할 수 있으리라 기대해본다.

혈관생성억제제 개발 이야기

새로운 표적치료제인 혈관생성억제제가 처음 세상에 알려진 것은 1998년, 미국의 유명 일간지 《뉴욕타임즈》의 특종기사를 통해서다. 당시 전 세계 암환자들을 흥분시키는 뉴스가 실렸는데, 그 뉴스의 주인공은 바로 하버드 대학교 의과대학 주다 포크만 박사였다.

포크만 박사는 약물 부작용이 거의 없으면서 암의 주된 영양 공급원인 혈관을 차단시켜서 암세포만 굶겨 죽이는 치료법을 개발하여, 일약 암환자들의 희망으로 떠올랐다. 새로운 표적치료제인 혈관생성억제제의 개발에 관한 이야기를 살펴보자.

미국 하버드대학교 의과대학 보스턴 병원, 이곳 12층에는 40년 동안 암의 혈관생성을 연구해온 포크만 박사의 연구실이 자리 잡고 있다. 포크만 박사는 암세포의 혈관생성물질과 억제 물질을 세계 최초로 발견한 주인공이다. 현재 혈관생성억제제인 표적치료제 분야의 세계 최고 권위자라 할 수 있다. 그는 은퇴할 시기를 훌쩍 넘긴 나이지만 연구에 대한 열정은 젊은 학자들에게 뒤지지 않는다.

암세포만 굶겨 죽인다는 포크만 박사의 이론은 어디서부터 비롯된 것일까? 그 시작은 40년 전으로 거슬러 올라간다. 1961년, 미 해군 병원 근무

시절, 포크만 박사는 쥐의 종양을 연구 중이었다. 떼어낸 갑상선 조직에서 종양은 전혀 자라지 않았다. 그런데 쥐의 몸속에 들어가면 다시 살아나 성장하기 시작했다. 차이는 오직 한 가지, 바로 혈관이었다. 그 후, 포크만 박사는 하버드대학교 의과대학 소아외과로 자리를 옮긴다. 5년이 채 되지 않아 어린이 병원에서 최연소 외과 과장이 되었다.

그는 수술로 종양을 제거할 때마다 수많은 혈관을 발견할 수 있었다. 그 종양에서 온기가 느껴지고 혈액이 흐른다는 점에서 '암과 혈관 사이에 어떤 연관관계가 있는 것은 아닐까' 하며 의문을 품고 고민하기 시작했다.

1960년대 당시 의학계의 정설은 종양의 깊은 비밀은 암세포 자체에 있다는 이론이었기 때문에 오직 포크만 박사만이 암세포의 혈관에 관심을 가졌다. 1960년대 말, 그는 본격적으로 암세포의 혈관생성 연구에 몰두하기 시작했다. 1971년, 마침내 포크만 박사는 암에 대한 새로운 이론을 발표한다. 암세포가 성장을 위해 새로운 혈관을 형성한다는 것이었다. 종양의 혈관생성 이론은 곧바로 동료 의사 및 연구자들로부터 신랄한 비판을 받았다. 거센 의학계의 저항으로 포크만 박사는 한동안 연구논문조차 발표하기 어려웠다.

1970년대 당시에도 많은 연구자들은 혈관이 산소와 영양을 공급하고 노폐물을 운반하는 용도에 지나지 않는다고 생각했다. 더욱이 새로운 혈관의 형성은 특수한 상황에서만 일어난다는 것이 과학적 정설이었다. 새로운 혈관은 태아의 생성과정, 상처치유, 생리 중에만 만들어진다고 알려져 있었다.

이러한 비판을 잠재우기 위해 포크만 박사는 혈관생성 이론이 사실이라는 것을 증명할 실험을 고안해냈다. 눈의 각막은 눈 위에 씌워진 아주 투명한 막이다. 여기에는 혈관이 없고 있어서도 안 된다. 포크만 박사는 토끼의 각막에 작은 종양을

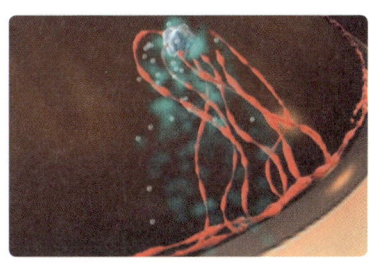

토끼의 각막에 혈관을 생성하는 암세포

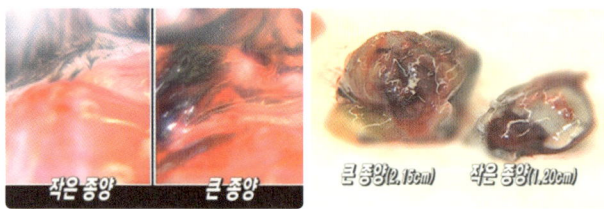

작은 종양　　큰 종양　　큰 종양(2.15cm)　작은 종양(1.20cm)

종양의 크기가 클수록 혈관이 더 많이 생성되었다.

끼워 넣었다. 며칠 후 놀랍게도 토끼의 각막에서 새로운 혈관이 나타나기 시작했다. 혈관은 자석에 이끌리듯 종양으로 직행했고 종양은 빠른 속도로 자라기 시작했다. '암세포의 혈관생성'이 사실로 입증된 것이다. 포크만 박사가 주창한 암세포의 혈관생성 이론이 20년 후에 비로소 임상에서 사실로 밝혀진 것이다.

1991년 세계적인 의학전문지 《뉴잉글랜드의학저널》에는 암세포 주변의 혈관 수가 암의 진행과 밀접한 연관이 있다는 논문이 발표됐다. 유방암 환자의 암 조직을 고배율 현미경으로 관찰한 결과, 혈관생성이 33개 이하인 경우 환자들 대부분이 생존한 반면 혈관생성이 100개 이상인 환자들은 대부분 사망한 것으로 나타났다.

그렇다면 종양의 크기와 혈관생성 사이에는 어떤 연관이 있는 것일까? 2cm가 넘는 큰 종양과 1cm 정도의 작은 종양을 떼어낸 후, 혈관생성 숫자를 비교해봤다. 육안으로 보기에도 큰 종양을 떼어낸 자리가 더 붉어 보인다. 혈관생성이 더 많이 됐다는 뜻이다. 종양 크기와 혈관생성이 비례함을 알 수 있다.

이로써 오래도록 풀리지 않았던 암 성장의 비밀이 밝혀진 셈이다. 하지만 포크만 박사는 만족하지 않았다. 그는 암세포의 혈관생성을 억제하는 물질을 찾고자 했다. 그 과정은 지루하고도 긴 작업이었다.

1991년 연구팀에 합류한 마이클 오렐리 박사는 종양을 가진 쥐의 소변을 분리해 혈관생성을 막는 물질을 찾기 시작했다. 2년여의 연구 끝에 마침내 암세포의 혈관생성을 차단하는 물질을 찾는 데 성공했다. 이 물질은 '혈관을 멈추다'라는 뜻의 '엔지오 스타틴(Angiostatin)'으로 불리게 된다.

과연 엔지오 스타틴은 암의 성장을 멈추게 할 것인가? 곧바로 동물 실험에 들어갔다. 쥐 20마리의 등에 암세포를 투여한 후, 두 그룹으로 나눴다. 한쪽은 치료를 전혀 하지 않고 다른 한쪽에는 혈관생성억제제를 투여했다. 치료를 받

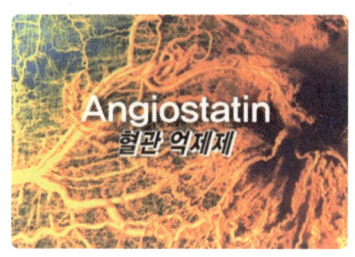

지 않은 쥐는 종양이 성장해 다른 장기로까지 전이되었다. 반면 혈관생성억제제를 투여한 쥐는 종양이 거의 자라지 않았다. 혈관생성억제제인 엔지오 스타틴이 암의 성장을 멈춘 것이다. 1년 후, 또 다른 혈관생성억제제, 즉 엔도 스타틴을 찾는 데 성공했다. 이러한 연구 성과로 혈관생성억제제는 새로운 암 치료제로 급부상했다.

무심코 지나치기 쉬웠던 궁금증 하나에서부터 시작된 주다 포크만 박사의 집념과 마이클 오렐리 박사의 연구로 태어난 혈관생성억제제. 세계 암환자들에게 희망의 등불로 떠오르는 치료제의 이름이다.

인간적인 암 치료,
방사선의 진화

1895년 뢴트겐에 의해 발견된 X선은 이후 질병의 진단과 치료에 많은 기여를 하고 있다. 특히 방사선은 암의 치료와 진단에 매우 중요한 역할을 하고 있다. 방사선으로 우리 몸의 암 세포를 치료하는 원리는 의외로 간단하다. 방사선을 우리 몸에 쪼이면 방사선이 몸을 투과하면서 전리 현상을 일으키고, 이로 인해 세포의 증식과 생존에 필수적인 물질인 핵산이나 세포막 등에 화학적인 변성을 초래해 종양 세포를 죽인다.

방사선치료는 수술하기 까다로운 위치의 종양을 치료할 수 있고, 암 주변 정상조직의 기능이나 형태를 손상시키지 않고 치료할 수 있다. 게

다가 전신마취가 필요 없어 외래통원이 가능하다는 장점도 있다. 하지만 암세포뿐만 아니라 정상세포도 함께 손상시키기 때문에 탈모, 오심과 구토, 설사, 점막염 등의 부작용을 동반한다.

21세기 방사선 장비의 현재와 미래는 어떨까? 이제부터 한 번에 모든 암을 다 살필 수 있는 최첨단 방사선 진단기기부터 방사선치료의 부작용을 최소화하고 끝까지 암세포를 찾아 사멸시키는 양성자 가속 치료기까지, 환자들의 치료 사례를 바탕으로 최첨단 방사선 기기에 대해 살펴보도록 보자.

암 진단의
첨단화

암은 누구에게나 예고 없이 찾아온다. 지난해 1월 갑상선암이 찾아온 김흠수(51) 씨에게도 그랬다. 아무런 증상도 없었던 그에게 암 선고는 뜻밖의 소식이었다. 암이라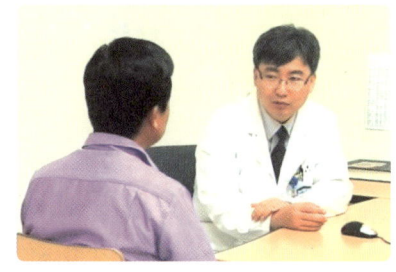는 것을 안 순간 당황스럽긴 했지만 결국 암을 극복하고 건강한 모습으로 일할 수 있게 된 것은 암을 조기에 발견했기 때문이다.

어느 질병이든 조기에 발견할수록 결과는 희망적이다. 암은 더더욱 그렇다. 김흠수 씨의 갑상선에서 발견된 종양은 1cm도 채 되지 않았다. 암 진단 후 김흠수 씨는 한쪽 갑상선을 떼어내는 수술을 받았다. 암

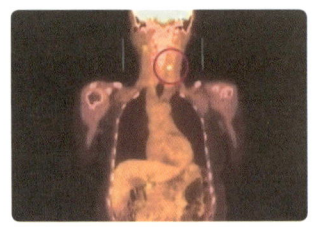
PET-CT로 찾아낸 갑상선암 병변

이 더 발달하기 전에 발견했기에 비교적 손쉽게 암을 제거할 수 있었다.

김흠수 씨가 증상도 없는 미세한 종양을 찾아낼 수 있었던 것은 바로 PET-CT(양전자컴퓨터단층촬영), 즉 전신암 검사기 덕택이었다. 김흠수 씨의 종양 크기는 0.6cm로 일반적인 검사장비로는 찾기가 힘들 만큼 작았다. 그러나 PET-CT는 CT(컴퓨터단층촬영)나 초음파검사에서 보이지 않는 미세한 종양도 찾아낸다. PET-CT가 암세포를 찾는 원리는 어찌 보면 놀라울 만큼 간단하다. 암세포는 성장과정에서 포도당을 월등하게 소모한다. 그런 암세포의 특성을 이용해 포도당의 이상 분포를 보고 구석구석 퍼져 있는 각종 암을 찾아내는 것이다.

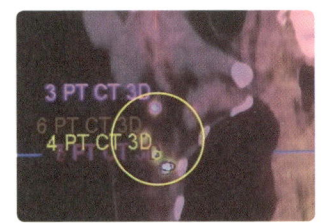
포도당에 반응하는 암세포

이러한 PET-CT는 왜 첨단 암 진단장비로 불리는 것일까? 기존의 검진 장비와 달리 PET-CT는 한 번의 검사로 전신에 있는 종양을 한눈에, 그리고 10분 남짓한 짧은 시간 안에 정확하게 볼 수 있기 때문이다. 인체의 기능적 이상을 진단하는 PET(양전자방출단층촬영)과 해부학적인

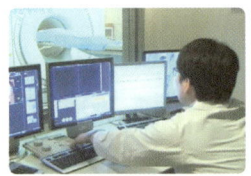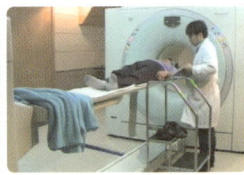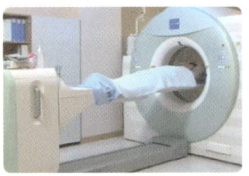
PET-CT는 성장과정에서 포도당을 월등하게 많이 소모하는 암세포의 특성을 이용해 몸 안에 구석구석 퍼져 있는 각종 암을 찾아낸다.

정보를 제공하는 CT의 장점을 합쳐서 만들었기에 이러한 기능이 가능한 것이다. PET-CT의 장점은 이것만이 아니다. PET-CT는 밀리미터 단위의 아주 작은 암도 놓치지 않고 찾아낼 수 있고 치료 결과도 바로알 수 있어 치료 방향을 정하는 데 매우 효과적이다. 이러한 여러 가지장점 때문에 PET-CT는 전이된 암을 조기에 찾는 데 아주 유용한 장비로 각광받고 있다.

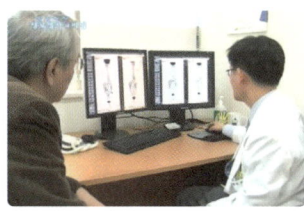

3년 전, 대장암 수술에 이어 지난해 간암까지 진단받은 장진수(66) 씨는 매년 정기적으로 PET-CT 검사를 받고 있다. 다른 부위에 전이된 암이 없는지 살펴보기 위해서다. 지난해 발견한 간암도 PET-CT 정기검사 중 발견한 것이었다. 당시 확인된 종양의 크기는 0.5cm, 다른 곳에 전이되지 않아 수술로 제거할 수 있었다. 장진수 씨처럼 다른 부위에 암이 전이될 경우 PET-CT의 역할은 더욱 커진다. 한 번에 몸 전체를 살펴서 전이된 암을 빨리 찾아내기 때문이다. 간암 수술을 받은 지 1년, PET-CT 정기검사 결과 장진수 씨 몸에서는 어떤 종양도 발견되지 않았다.

서울 대학로 한 소극장의 연극 연출가인 장진수 씨는 요즘 공연 중인 연극을 수정하고 연습하느라고 바쁜 하루를 보내고 있다. 그의 인생에 두 차례나 찾아온 건

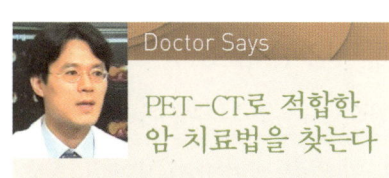

Doctor Says

PET-CT로 적합한 암 치료법을 찾는다

"PET-CT 검사를 해보면 암이 어디로 갑자기 전이됐구나, 어디에 재발됐구나, 이러한 것을 더 빨리 한눈에 확인할 수 있다. 따라서 기존에 하고 있던 치료법을 더 적합한 다른 치료법으로 바꾸어, 바뀐 상황에 맞춰 더 적절하게 치료해줄 수 있다. 그런 점이 PET-CT의 가장 큰 장점이다.
_김범산 교수(이대목동병원 핵의학과)

강의 위기를 무사히 넘기고 그가 다시 이곳에 설 수 있었던 것은 조기에 암을 발견해준 PET-CT 덕택이었다.

진단과 치료를
동시에 한다

방사선을 이용한 최신 의료기술은 이제 진단과 치료를 동시에 하는 단계로 진화하고 있다. 2년 전, 유방암 수술을 받은 신정자(64) 씨의 몸에서 암이 또 발견됐다. 이번에는 종양을 떼어낸 오른쪽 가슴 근처 조직에서 암이 재발한 것이다.

유방암 수술 후 받았던 항암치료가 무척 힘들었던 신정자 씨. 이번에는 최신 방사선치료기인 래피드아크를 이용한 방사선치료를 받기로 했다. 방사선치료기에서 나오는 신정자 씨의 얼굴에서 안도의 한숨이 느껴진다. 래피드아크 방사선치료기는 환자에게 부담이 훨씬 덜하다. 신정자 씨가 치료를 받는 데 걸린 시간은 단 4분 남짓, 기존 방사선치료 시간의 10분의 1 수준이다. 줄어든 것은 치료시간만이 아니다. 종양이 있는 부위를 정확하게 찾아내 방사선을 쏘기 때문에 정상조직을 최대한 보호할 수 있다. 따라서 부작용도 크게 줄어든다. 또한 치료와 동시에 종양의 크기 변화를 살펴볼 수 있다는 것도 래피드아크 치료의 장점이다. 래피드아크에는 CT와 일반 X-ray를 찍을 수 있는 영상 장비가 달려 있

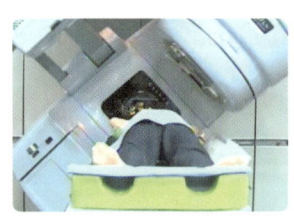

환자를 감싸듯이 치료하는 래피드아크 방사선치료기

어, 원하는 방향으로 실시간 암세
포를 확인하면서 치료할 수 있다.

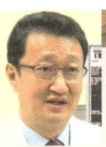

또 회전세기조절 방사선치료
와 영상유도 방사선치료가 합쳐
져 있어 방사선의 방향과 양도 자
동으로 조절된다. 이것이 가능한
이유는 치료 장비가 환자 주변을
360도로 회전하면서, 3차원 계산
법으로 종양 전체를 한꺼번에 인
식하기 때문이다. 따라서 짧은 시간에 정상조직을 보호하면서 치료효
과를 최대한 높일 수 있는 것이다.

이 치료의 또 다른 장점은 여러 부위에 있는 암을 동시에 치료할 수
있다는 점이다. 지난해 겨울 담낭암 4기 진단을 받은 이판선(72) 씨. 담
낭에서 전이된 암세포는 간과 목 부위에서도 발견되었다. 원발암 외에
여러 곳에서 암이 발견되어 더 이상 수술이 불가능했다. 치료를 포기했
던 이판선 씨가 마지막으로 희망을 건 것은 래피드아크 방사선치료였
다. 여러 곳의 종양을 한꺼번에 치료할 수 있다는 점이 이판선 씨의 마

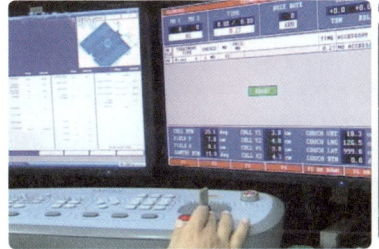
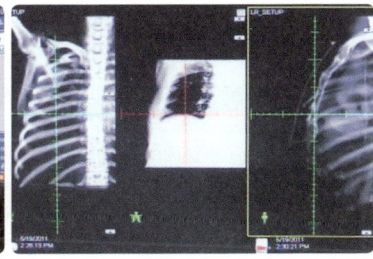

영상화면을 보면서 종양이 있는 부위를 정확하게 찾아내 방사선을 쏜다.

음을 움직인 것이다.

방사선치료실에 들어선 이판선 씨. 래피드아크 방사선치료기가 감싸듯이 치료를 시작한다. 래피드아크 방사선치료기는 치료의 정확도를 높이기 위해 환자의 호흡 주기까지 정확히 계산하는 정밀함을 자랑한다.

방사선치료를 시작한 지 3주, 이판선 씨를 괴롭히던 복부 통증이 많이 잠잠해졌다. 이제는 웃을 수 있는 여유도 생긴 이판선 씨. 자신의 몸속에서 암이 더 이상 자라지 않는다고 느끼기 때문이다. 심한 통증 때문에 숨 쉬는 것조차 힘들었던 이판선 씨는 요즘 아들과 함께 규칙적으로 운동에 나서면서 한결 몸도 가벼워졌다. 절망 끝에서 모든 것을 포기하려던 그에게 첨단 방사선치료가 다시 삶을 시작할 수 있는 용기를 주고 있는 것이다.

수술과 치료를
동시에 한다

하루 세 번 정성스레 밥상을 차리는 왕정미(57) 씨. 그녀의 식탁에는 다양한 색깔의 제철 채소와 된장국이 빠지지 않는다. 지난 3년 동안 인생의 최대 고비를 두 번이나 겪은 후, 식단을 완전히 바꾼 것이다. 왕정미 씨는 2008년, 유방암 4기 진단을 받았다. 처음 유방암 진단을 받았을 때 암세포는 이미 다른 부위로 퍼져 있었다. 왼쪽 가슴뿐만 아니라 겨드랑이 림프절에서도 여러 개의 종양이 확인되었다.

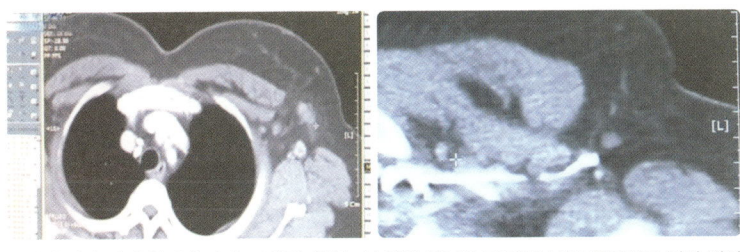

유방암 진단 당시 왕정미 씨의 CT사진. 왼쪽 가슴뿐만 아니라 겨드랑이 림프절에서도 여러 개의 종양이 발견되었다.

수술과 항암치료를 받으며 한숨을 돌릴 무렵, 이번에는 뇌에서 종양이 발견되었다. 그것도 일반적인 수술로 제거하기 힘든 뇌 속에 생긴 다섯 군데의 암. 왕정미 씨는 절망에 빠졌다. 1년 만에 또 다시 시작된 투병생활. 더 힘겹고 어려운 싸움이 될지도 모른다는 두려움이 엄습했다. 그래도 왕정미 씨는 최첨단 방사선 장비를 이용한 방사선 수술에 희망을 걸었다.

방사선 수술은 일반 방사선치료보다 많은 에너지를 사용한다. 그래서 단기간에 암을 제거하는 수술과 비슷한 효과를 낸다. 방사선 수술은 왕정미 씨처럼 뇌나 척추 등 일반적인 외과수술이 어려운 부위에 종양이 있을 때 암을 효과적으로 제거할 수 있는 치료법이다. 암세포는 분열속도가 빠르고 끊임없이 분열한다는 특징이 있다. 종양에 조사된 방사선은 암세포의 DNA 사슬 구조를 깨뜨려 분열을 중단시키고 암세포

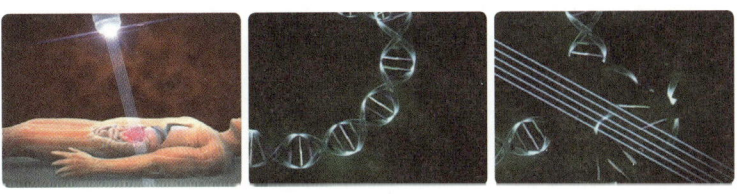

짧은 치료시간에 가능한 한 많은 양의 방사선을 암세포에만 조사해 치료효과를 높이는 방사선 수술. 종양에 조사된 방사선은 암세포의 DNA 사슬 구조를 깨뜨려 분열을 중단시킨다.

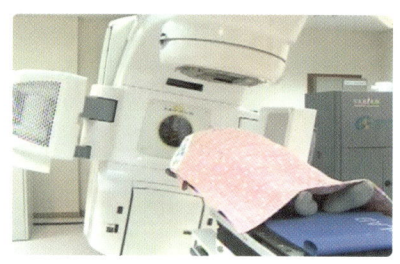

360도 회전하며 방사선을 조사하는 노발리스티엑
스 방사선치료기

를 스스로 죽게 만든다. 이것이 방사선의 암 치료 원리다.

방사선 수술은 고도의 정밀함을 요구한다. 왕정미 씨가 받은 치료는 최첨단 방사선 암 치료기인 노발리스티엑스를 이용한 방사선 수술로, 2.5mm 정도의 초정밀도를 보이며 부작용을 최소화한 방사선 암 치료법이다.

방사선 수술이 결정되면 수술진은 방사선 수술을 하기 전, CT로 종양의 위치와 크기를 정확하게 파악한 후, 치료용 컴퓨터를 이용해 최적의 치료방법을 찾는다. 그러고 나서 치료에 들어가는데, 노발리스티엑스는 시술을 받는 환자를 중심으로 360도 회전하며 종양을 정밀 타격한다. 360도 회전이 가능하기 때문에 종양의 여러 각도에서 방사선을 조사할 수 있고, 또한 세기도 조절할 수 있다.

노발리스티엑스를 이용한 여덟 번의 방사선 수술을 받은 왕정미 씨. 뇌에 있던 종양의 크기도 많이 줄어들었고 두 개의 종양은 완전히 사라졌다. 왕정미 씨의 방사선 수술은 성공적인 예후를 보이고 있다.

지난 100여 년 동안 하루가 다르게 진화해온 방사선치료. 방사

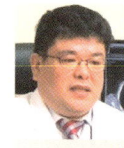

Doctor Says

노발리스티엑스로
치료부터 수술까지

"노발리스티엑스는 3차원 치료는 물론, IMRT 회전치료, 초정밀 방사선 수술까지 가능한 방사선 암 치료 기계다. 특히 환자가 왔을 때 어떤 한 가지에 집착하지 않고, 모든 경우를 다 준비해 거기에서 제일 적절한 치료 방법을 선택할 수 있다는 것이 가장 큰 장점이다.

_김은석 교수(순천향대천안병원 방사선종양학과)

선 기기들이 난치성 암이나 다발성 암까지 치료할 수 있게 되면서, 점점 더 치료의 범위가 넓어지고 있다. 고통은 적고 치료효과는 뛰어난 첨단 방사선 장비의 등장은 외과 수술이 힘든 곳에 암이 발병한 암환자들과 말기 암환자들에게 희망의 등불이 되고 있다.

방사선 미사일, 동위원소치료

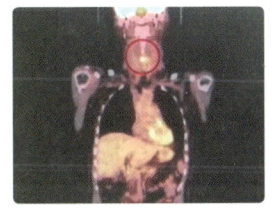

10년 전까지만 해도 발생률이 그다지 높지 않았던 갑상선암. 어느새 유방암을 제치고 여성에게서 가장 많이 발병하는 암이 되었다. 정선옥(50) 씨는 두 달 전 갑상선암으로 수술을 받았다. 전이된 부위가 없어 수술 경과가 좋지만 한 번의 치료가 더 남았다. 바로 방사성 요오드 치료다.

갑상선암 환자들을 위해 개발된 방사성 요오드 치료법은 수술 후 보이지 않는 암까지 완전히 없애는 치료법이다. 치료에 대한 설명을 듣고 병실로 돌아온 정선옥 씨. 2박 3일 동안 일반인들의 접근이 통제된 격리병동에서 지내야 한다. 약을 섭취하면 방사성 물질이 몸에서 나오기 때문이다. 하지만 섭취한 방사성 물질은 3일 후 대소변으로 모두 배출되기 때문에 안전하다.

갑상선은 호르몬을 만들기 위해 요오드를 필요로 한다. 따라서 방사성 요오드를 우리 몸에 투여하면 소장을 통해 흡수된 방사성 물질이 갑

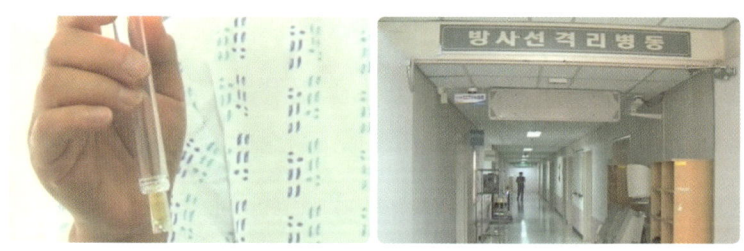

요오드 131 방사선 동위원소. 고용량의 방사성 요오드를 먹는 경우 2박 3일 동안 방사능을 처리할 수 있는 특수 시설이 있는 격리병동에서 지내야 한다.

상선 암 조직에 모이게 되고, 결국 방사선이 암세포의 세포핵 속에 있는 유전자를 망가뜨려 암세포를 파괴한다. 단 한 번 요오드 알약 하나를 먹는 것으로 끝나는 치료이기 때문에 환자들의 부담도 적다. 방사성 요오드 치료제는 갑상선에 흡수가 잘 되는 방사선 동위원소로 만들어졌고, 갑상선 조직에 있는 암세포만을 공격한다고 해서 일명 '마법의 방사선 미사일'이라고도 불린다. 갑상선암 완치율이 100%에 가까운 이유도 바로 이 때문이다.

10년 전 갑상선암 수술을 받은 박옥분(50) 씨는 얼마 전부터 기침이 심해져 병원을 찾았다가 폐암이 생겼다는 것을 알게 되었다. 원발암인 갑상선암이 폐로 전이된 것이다. 박옥분 씨도 방사성 요오드 치료를 받기로 했다. 폐암인 그녀에게 갑상선암 치료법인 방사성 요오드 치료를

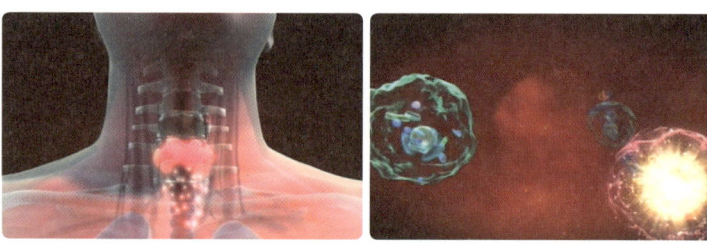

방사성 요오드를 먹으면 흡수된 방사성 물질이 갑상선암에 모이고, 암세포 속에서 방사선을 방출해 암세포를 파괴한다.

194

하기로 한 이유는 전이된 암세포에도 갑상선 조직의 기능이 남아 있어 방사성 요오드의 표적이 되기 때문이다. 폐 쪽으로 전이된 갑상선 유두암에 방사성 요오드가 들어간 다음, 그 안에서 베타선을 내게 되면 반경 2mm 이내의 모든 세포를 죽일 수 있다. 따라서 갑상선암이 폐 쪽으로 전이

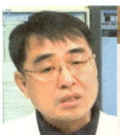

되더라도 어느 정도 갑상선의 특성을 가지고만 있다면 방사성 요오드를 이용해 효과적으로 치료할 수 있다.

방사성 요오드는 갑상선암이나 갑상선암에서 전이된 암에 마법 같은 특효를 가지고 있다. 박옥분 씨의 전이된 폐암도 방사성 요오드 치료를 통해 희망의 미소를 보일 수 있기를 기대해본다.

방사선 동위원소치료, 다양해진다

방사선 동위원소를 이용한 암 치료법은 다양한 모습으로 발전하고 있다. 얼마 전 고국인 몽골에서 간암 3기 진단을 받은 뒤 한국을 찾은 몽골국립대학 법하과 소그투(57) 교수. 몽골에서는 간 이식밖에 없다는 절망적인 소식을 들었기 때문에 의료선진국인 한국을 찾은 것이다. 일

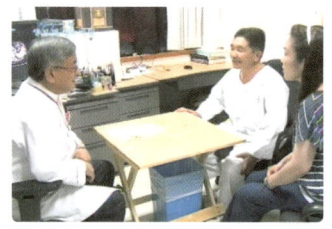

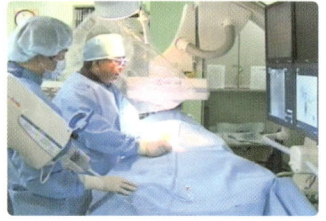

간암 3기의 소그투 교수. 방사선 동위원소를 직접 투여해 암세포를 죽이는 시술을 받고 있다.

주일 뒤 소그투 교수의 수술이 이루어졌다. 그가 희망을 건 치료는 '간동맥색전술'을 원용한 방사선 동위원소치료다.

소그투 교수가 받은 치료는 기본적으로 간암 치료에 많이 시술되는 간동맥색전술과 기술적인 면에서는 같다. 다만 간동맥색전술에서 사용하는 항암제나 그 혈관을 막는 색전물질 대신, 간동맥에 방사선 동위원소를 직접 투여해 암세포를 죽인다는 점에서 차이를 보인다.

이 치료법은 소그투 교수처럼 절제수술이 불가능한 환자들에게 새로운 치료의 길을 열어주고 있다.

오늘날의 방사선치료는 단순히 종양만 없애는 것이 아니라 환자의 삶의 질까지 생각한다. 4년 전 방광암 치료를 받았던 김오중(75) 씨. 근래 들어 몸이 피곤하고 의욕이 없어서 병원을 찾았다가 이번에는 전립선에서 암이 발견됐다. 당장이라도 수술을 해야 하는 심각한 상태였다. 김오중 씨는 전립선을 떼어내지 않고 전립선에 방사선 동위원소를 투여해 암을 없애는 '근접 치료법' 시술을 받기로 했다. 이 치료법은 수술로 인해 발생할 수 있는 요실금이나 성기능 장애 등

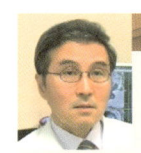

Doctor Says

방사선 동위원소로 전립선암을 치료한다

"방사선 동위원소를 전립선에 직접 주입해서 전립선 안에 있는 암세포를 죽인다고 해서 근접 치료법이라 부른다. 이 시술은 직접 전립선에 방사선 동위원소를 심는 것이다.

_박동수 교수(분당차병원 비뇨기과)

의 부작용이 상대적으로 적다.

환자들이 보기에는 막연히 두려움이 앞서는 방사선 동위원소를 이용한 암 치료술. 하지만 의학기술과 장비가 발달하면서 방사선을 이용한 암 치료법은 편견과는 달리 다양하게 발전하고 있다. 부작용을 최소화하고 종양을 효과적으로 제거하는 것, 이것이 바로 방사선 동위원소치료의 최종 목표다.

꿈의 암 치료기,
입자방사선

부작용이 거의 없는 입자방사선치료는 특히 소아암 환자에게 최적화된 암 치료다. 이제 갓 돌을 지난 세훈이는 소아암으로 한 차례 수술을 받았다. 세훈이의 병명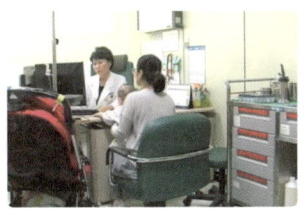은 안타깝게도 소뇌 부위에 종양이 생긴 뇌종양이다. 수술로 모두 치료하기에는 너무 어린 세훈이. 세훈이의 주치의는 세훈이가 너무 어리기 때문에 가장 정확하면서 부작용도 가장 적은 양성자 치료를 실시하기로 결정했다. 나이가 너무 어릴 경우에는 정상조직에 가는 방사선량이 나중에 아이의 신경학적인 장애를 초래할 수 있기 때문이다. 앞으로 성장해야 할 세훈이가 부작용의 피해 없이 건강해질 수 있도록 내린 결정이었나.

며칠 뒤, 세훈이의 1차 양성자 치료가 진행됐다. 양성자 치료는 컴퓨

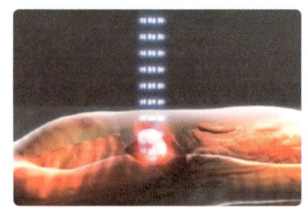
터 프로그램으로 종양의 위치와 조사할 양성자 양을 결정한다. 종양 부위를 제외한 정상조직을 보호할 수 있는 틀도 환자별로 맞춤 제작한다. 양성자 치료는 그동안 수술이나 일반 방사선치료가 어려웠던 소아암 환자들에게 희망이 되고 있다.

그렇다면 양성자 치료와 기존의 방사선치료와는 어떤 차이가 있을까? 기존의 방사선치료는 X선이나 전자선을 이용하는데 비해, 양성자 치료는 수소 원자핵을 구성하는 양성의 소립자인 양성자를 이용한다. 기존 방사선은 환자의 몸 전체를 통과하기 때문에 정상조직을 완벽하게 보호하기 어렵다. 그러나 양성자는 종양 부위에서 100%의 에너지를 방출하기 때문에 암세포만 집중 타격할 수 있다. 또 종양을 통과한 후에도 정상조직에 영향을 주는 방사선과 달리, 양성자는 종양에 모든 에너지를 쏟아 붓고 그 자리에서 사라지기 때문에 방사선 부작용이 거의 없다. 이러한 이유로 양성자 치료기를 꿈의 암 치료기라고 부른다.

3층 건물만큼의 커다란 몸집을 가진 양성자 가속 치료기의 몸체는 원통형의 입자가속기와 빔 라인을 통해 치료실로 이어진다. 양성자 치

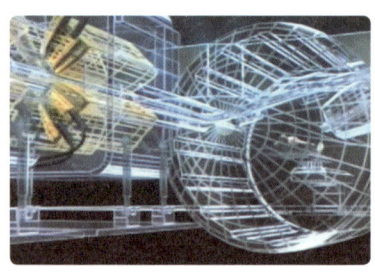
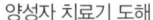
양성자 치료기 도해

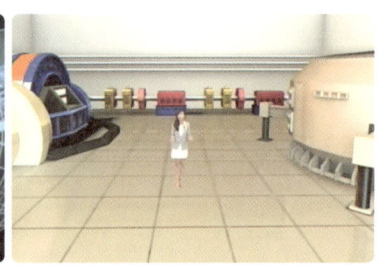
입자가속치료기 그래픽

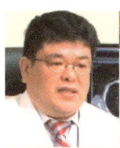

Doctor Says

방사선 기술의 미래가 기대된다

" 120년 방사선의 역사를 살펴보면, 초창
기에는 방사선 기술의 발전이 더뎠지만
지금은 굉장히 빠르다. 한 세대가 바뀌는
게 2~3년 터울이고, 앞으로는 더 빨라질
것이라 예상된다. 앞으로 더 획기적인 치
료법이 등장하면서 방사선의 치료 영역
과 역할도 더 확대될 것이다.
_김은석 교수(순천향대천안병원 방사선종
양학과)

료기 안에서 수소 원자는 전자와 양성자로 분리되고, 양성자는 1초에 1,000만 번 회전하는 가속기를 거치며 엄청난 고출력의 에너지를 얻는다. 빛의 60%의 빠른 속도로 몸 안으로 들어간 양성자는 종양에 도달하는 순간 마치 폭탄이 터지듯 최대의 에너지를 방출한다. 그 결과 암세포의 DNA를 손상시켜 암을 없애는 것이다.

양성자 치료는 기존 방법으로 치료가 어려웠던 난치성 암 치료에 새로운 길을 열고 있다. 지난해 겨울, 척색종 진단을 받고 양성자 치료를 시작한 김현숙(59) 씨. 김현숙 씨의 종양은 척수 신경다발이 지나고 있는 부위에 침범해 수술이 불가능했고, 일반 방사선치료를 받기도 쉽지 않았다. 암의 특성상 종양 주위에 있는 정상조직을 피하면서 치료하기가 어렵기 때문이다.

척색종은 양성자 치료법이 개발되기 전에는 X-ray 방사선으로만 치료했는데 치료 결과는 그다지 좋지 않았다. 하지만 양성자 치료가 도입된 후, 척색종 치료 효과는 눈에 띄게 좋아졌고 재발율도 현저히 떨어졌다. 정상조직을 피하면서 환

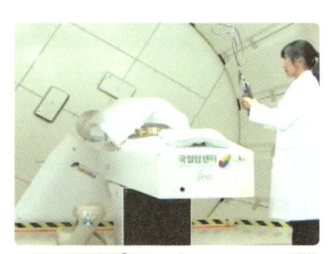

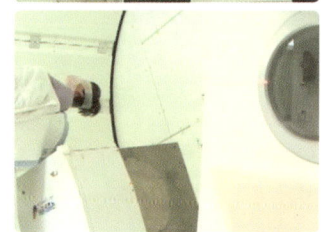

꿈의 치료기라 불리는 양성자 치료기

자의 의지에 따라 많은 양의 방사선을 종양에 투입해 치료효과를 극대화할 수 있기 때문이다.

암은 이제 더 이상 난치병이 아니라 고혈압이나 당뇨병처럼 수명이 다해서 세상을 떠날 때까지 함께 가져가야 할 일종의 만성질환이다. 암이 더 이상 두렵지 않게 된 것은 그동안 방사선이 눈부시게 진화해왔으며, 또 앞으로도 계속 진화할 것이기 때문이다.

새로운 시도,
암 유전자 프로젝트

최근 의학계는 조기에 암을 진단해 치료하는 단계에서 한 걸음 더 나아가, 세포가 암을 일으키는 기전 자체를 막기 위해 유전자 연구에 많은 노력을 기울이고 있다. 유전자 속에 얽힌 암세포의 발생 원인만 확실히 알아도 조기에 암이 될 가능성을 가진 세포를 찾아내 암세포로 변하는 것을 막을 수 있기 때문이다.

미국의 시애틀에는 미국 내 3대 암 연구기관으로 꼽히는 프레드허치슨 암연구센터가 있다. 이 연구소의 원장인 리 하트웰 박사는 지난 2001년에 세포의 분열을 조절하는 인자를 밝혀내 노벨의학상을 수상한 세계적인 암세포 전문 학자다. 현재 이 연구소에서 실시하고 있는 연구에는 새로운 암 표지자를 찾는 연구와 암을 일으키는 유전자를 감시하고 암을 발생시키는 돌연변이 유전자를 진단하는 연구 등이 포함되어 있다.

이러한 연구들이 진행되면 진행될수록 재발 가능성이 높은 환자를 미리 찾아내 조기에 진단하고, 향후 치료 경과가 나쁠 것으로 예상되는 환자를 집중적으로 치료하는 등 새로운 치료의 가능성이 커진다.

이제부터 21세기의 새로운 암 정복 전략인 유전자 프로젝트를 살펴보고, 현재까지 밝혀진, 유전자와 암에 얽힌 놀라운 유전자 연구 현황에 대해 들어보자.

새로운 암 표지자를 찾아라

미국 여성 일곱 명 중 한 명꼴로 발생하는 유방암은 미국에서 흔한 암 중 하나다. 특히 워싱턴 주는 그중 발생률이 가장 높은 지역에 속한다. 워싱턴 주 시애틀 시에 살고 있는 조앤(59) 씨. 꾸준한 운동과 규칙적인 식습관으로 건강을 자신했지만 암을 피해갈 순 없었다.

"제 몸이 저를 배신한 것만 같았어요. 그리고 겁도 많이 났지요. 제게 있어 암 진단은 사형선고와도 같았어요. 암에 걸렸으니 이제 죽을 것이라고 생각했습니다. 난소암 진단을 받고 나서 몇 달 만에 다시 유방암 진단을 받자 너무나 두려웠지요. 이제는 건강하게 오래 살 수도 없고, 제가 생각했던 것보다 훨씬 더 일찍 죽게 될 거라고 생각했어요."

조기에 난소암을 진단받은 조앤 씨는 간단한 수술만으로 완치가 가능한 듯 보였다. 하지만 5개월이 지난 뒤 촬영한 유방 사진에서 8cm의 종양이 발견되었고, 그녀의 주치의는 돌연변이 유전자를 의심했다. 미국 유방암 환자 중 10%는 BRCA라는 돌연변이 유전자를 가지고 있다. 그리고 이 유전자를 가진 여성의 경우 80세까지 유방암에 걸릴 확률이 80%나 된다.

난소암 수술 후 회복 과정 중이었던 조앤 씨는 또 다시 유방암 치료를 시작해야 했다. 1년에 두 번씩이나 찾아온 암 진단과 두 번에 걸친 절제 수술, 그리고 6개월간의 항암치료는 혼자 감내하기에는

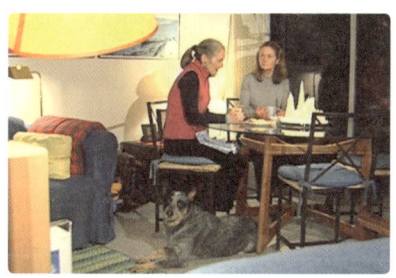
일란성 쌍둥이 조앤과 진

어려운 과정이었다. 그러나 그때마다 그림자처럼 그녀 곁을 지켜준 사람은 그녀의 일란성 쌍둥이 언니인 진 씨였다. 얼굴만큼이나 성격과 취향이 비슷한 자매는 매년 미국 각지에서 열리는 마라톤 대회에 참가할 정도로 운동 마니아였다. 하지만 조앤 씨가 항암치료로 더 이상 힘든 운동을 할 수 없게 되자, 언니 진 씨는 조앤 씨에게 기분전환이 될 수 있는 여행을 자주 제안해 감동을 주곤 했다. 이러한 쌍둥이 언니의 정성 때문이었을까? 조앤 씨는 건강을 회복하기 시작했다.

하지만 조앤 씨의 건강이 회복될 무렵, 언니 진 씨 역시 두려워지기 시작했다. 일란성 쌍둥이는 유전자 정보가 같기 때문에 둘 중 한 사람이 암에 걸리면 나머지 한 사람도 안심할 수 없기 때문이다. 그런 여유로 현재 진은 프레드허치슨 암연구센터의 난소암 조기발견 연구에 참

여하고 있다.

이 연구의 첫 번째 목적은 기존 진단법으로 조기진단의 정확도를 높이는 것이다. 이 연구를 이끌고 있는 프레드허치슨 암연구센터 니콜 어반 박사의 이야기를 들어보도록 하자.

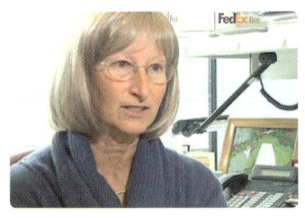

"우리 연구에서는 대다수 여성들의 CA125(Cancer Antigen 125; 고분자 당단백으로, 난소암 및 자궁내막암 등의 부인과계 암에서 증가하는 특징을 보인다) 암 표지자의 진단기준을 낮게 정해 양성 판정을 조기에 내려 너무 늦기 전에 암을 발견하고자 합니다. 난소암은 대부분 빨리 진행되며, 증상이 나타나지 않아 완치가 어렵기 때문이죠."

프레드허치슨 암연구센터의 난소암 조기발견 프로젝트는 사실 암 조기진단 지표를 개발하는 연구라고 할 수 있다. 단백질은 암세포에서 특이한 변형을 보이기 때문에 난소암 환자들의 혈액과 정상인의 혈액을 채취해 서로 간에 비슷하거나 다르게 변형된 패턴을 찾아내는 것이 연구의 주목적이다. 이와 함께 현재 임상에서 쓰이는

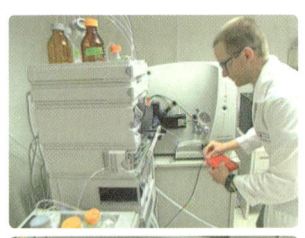

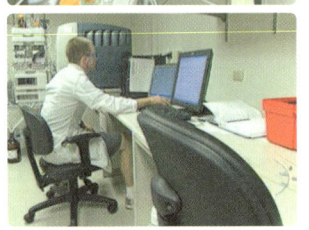

지표 단백질보다 암에 더 민감하게 반응하는 새로운 지표 단백질도 찾아내고 있다.

하트웰 박사는 미국의 시사주간지 《뉴스위크》와의 인터뷰에서 미래 암 치료에 밝은 전망을 가져다 줄 만한 연구로 바이오마커(Bio-marker)

의 발굴을 꼽았는데, 바이오마커
란 정상세포가 암세포로 진행하
면서 초기에 일어나는 혈액 속 유
전자단백질에서 미세한 변화를
보이는 지표를 찾아내는 기술이
다. 바이오마커 기술이 개발돼 암
이 조기에 진단되면 기존의 약재
만으로도 암을 완치할 수 있다고
박사는 전망했다.

최근 난소암 조기발견 프로젝
트에서 흥미로운 결과를 발표했

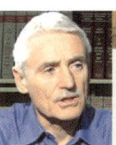

는데, HE4라는 새 지표 단백질이 기존의 지표 단백질인 CA125보다 암
에 대해 더 민감하게 반응하며 둘을 함께 쓸 경우 난소암 진단 정확도
가 90%를 넘는다는 내용이었다.

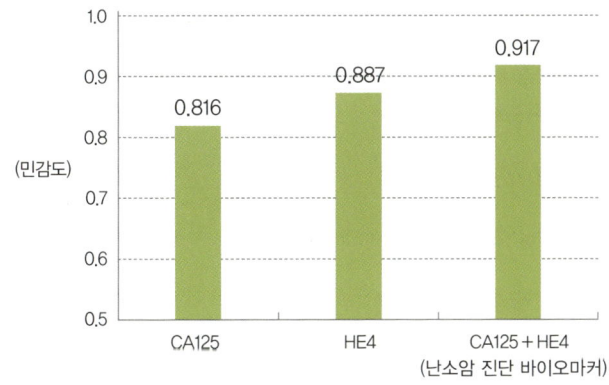

난소암 진단 표지자의 민감도

이 연구에 참가하고 있는 마틴 매킨토시 박사는 "HE4는 90년대 말에 발견되었는데, 많은 학자들이 이 바이오마커를 몇 단계에 걸쳐 평가하고 있다. 현재 임상에서 사용할 수 있는 가능성이 아주 큰 것으로 나타나 언젠가는 HE4가 난소암 발병 여부를 알려줄 수 있을 것이다."라며 새로운 가능성의 암 표지자에 대한 기대감을 감추지 않았다. 프레드 허치슨 암연구센터에서는 난소암 외에도 각종 암의 새로운 암 표지자를 찾는 연구를 수행하고 있다.

암을 조기에 진단하고 신약을 개발하며 개인별 맞춤형 치료를 하기까지, 유전자단백질의 활용도는 매우 높다. 새로운 바이오마커 기술로 혈액 한 방울만으로도 암을 초기에 진단할 수 있는 때가 그리 멀지 않았다.

암 재발을
감시하라

40대 중반에 이른 폐경을 맞이한 고남숙(60) 씨. 갱년기 장애와 남편과의 소원해진 사이까지 모두 극복하고 싶은 마음에 5년간 호르몬제를 복용했다. 2003년의 어느 날, 그날도 역시 호르몬제 처방을 받기 위해 병원에 들렀던 고남숙 씨는 청천벽력과도 같은 소리를 들었다. 유방암 3기, 그녀의 몸 안에 있던 암 덩어리는 이미 가슴을 지나 림프절까지 두 군데나 전이되어 있었다. 사실 그녀는 4년 전에 호르몬제를 복용하면서 의사의 권유로 유방암 검사를 받은 적이 있었다. 하지만 그 당시 받았

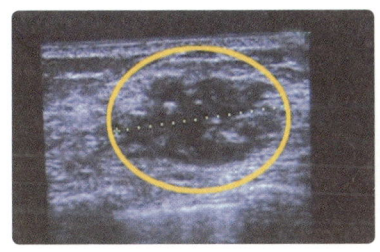
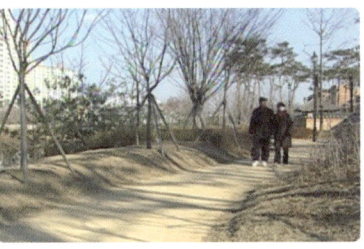

유방암 3기 진단을 받은 고남숙 씨. 암 수술을 받은 지 4년이 지난 지금, 고남숙 씨는 제2의 인생 황금기를 보내고 있다.

던 유방암 검사의 고통이 너무 커 지금까지 정기검사를 회피하다가 유방암 3기라는 판정을 받은 것이다.

유방 절제 수술 후 6개월간의 항암치료 기간은 내장이 녹는 것 같은 고통과 구토가 계속되었다. 하지만 굳건한 의지로 치료를 받았고 지금은 몸 상태가 많이 좋아졌다. 힘들게 되찾은 삶이기에 그녀에겐 요즘 하루하루가 각별하다. 요사이 고남숙 씨는 야생화 키우는 재미에 푹 빠졌다. 죽어 있던 화초에서 잎이라도 올라오는 날에는 하루 종일 기쁘다. 소중한 하루를 헛되이 보내지 않기 위해 생활수칙까지 만들어 붙였다. 그런 그녀에게 두려운 것은 딱 하나, '암의 재발'뿐이다.

똑같은 항암치료를 받고도 어떤 환자는 건강히 살아가고 또 어떤 환자는 재발되어 다시 암과의 사투 속으로 내던져진다. 같은 유방암이라고 해도 전이가 되는 암세포와 되지 않는 암세포

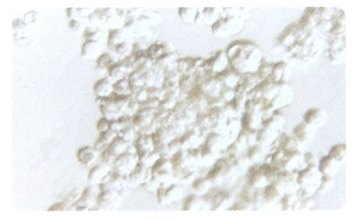

전이성 유방암 암세포

가 있기 때문이다. 서울대학교 유방암연구소에서는 이러한 차이를 규명하기 위해 유방암 환자들의 종양 샘플을 분석해 전이를 일으키는 암세포에 어떤 지표 단백질이 관여하는지에 대해 연구 중이다. 쉽게 말해

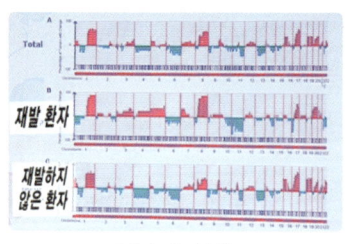
단백질 비교분석표

암이 재발한 환자와 암이 재발하지 않은 환자의 혈액 속 단백질 차이를 비교해서 분석하는 연구다.

해외에서도 이러한 연구는 활발하다. 지난 2005년에는 미국 국립암연구소 학회지에 흥미로운 연구 결과가 발표되었다. 지표 단백질로 치료 후의 결과를 미리 예측해, 예후가 나쁠 것으로 예상되는 환자에겐 미리 더 적극적인 치료를 할 수 있다는 내용이었다. 프레드허치슨 암연구센터 바이오마커 연구실에서 이루어진 이 연구는 현재까지 이루어진 임상 중 가장 큰 규모의 실험이었다. 2,000개가 넘는 많은 종양샘플에서 단백질을 분석하는 것이 가능했던 이유는 바로 조직미세배열법이라는 기술 때문이었다. 단백질 분석 기술의 발전으로 지표 단백질의 연구도 빠르게 발전해가고 있는 것이다.

현재 프레드허치슨 암연구센터의 연구처럼 전 세계적으로 많은 암 전문 연구기관에서 암세포와 세포 내 유전자 간의 상관관계를 파헤치며, 암 재발에 관한 비밀을 풀고 있다. 이러한 노력에 의해 미래의 어느 한 시점에서 이 둘의 상관관계가 풀리는 날, 전 세계 암환자들의 치료에 새로운 신세계가 열리게 될 것이다.

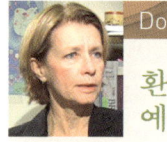
Doctor Says

환자의 생존율을 예측하기 쉬워진다

연구 결과 '스테로이드 양성 종양'과 '에스트로겐-프로제스테론 수용체 양성 종양(ERPR)'인 경우, 생존율을 예측하기가 쉬운 것으로 나타났다. 이는 ERPR 양성 종양인 환자들의 경우, 호르몬 치료를 해야 할지 여부를 결정하는 데 p27이라는 단백질이 도움이 된다는 얘기다. p27은 어떤 환자가 호르몬 치료에 반응하고 어떤 환자가 반응하지 않는지를 구분해주는 지표가 될 수 있을 것이다.

_페기포터 박사(미국 프레드허치슨 암연구센터)

암 유전의 공포에서
벗어나라

흔치 않지만 돌연변이 유전자가 유전되는 경우도 있다. 이성구(56) 씨는 두 번의 대장암 수술로 대장의 80%를 떼어냈다. 그래서 되도록이면 육식과 기름진 음식은 피하고 다양한 곡물을 수시로 섭취하고 있다.

2002년 이성구 씨는 우측 결장암으로 오른쪽 대장의 절반을 떼어내는 수술을 받았고 이것으로 암의 공포에서 벗어난 줄 알았다. 하지만 깨끗했던 장기에 3년 만에 다시 암이 생겼다. 재발이 아닌 새로운 암이 자란 것이었다. 일반인들은 보통 대장 속 용종이 암으로 변하기까지 상당히 긴 시간이 걸리지만 이성구 씨는 3년이라는 짧은 시간에 다시 암이 발생했다. 이성구 씨와 같은 특이한 경우에는 먼저 유전자를 의심하게 된다. 이성구 씨의 주치의인 삼성서울병원 소화기내과 장동경 교수의 이야기를 들어보자.

"검사 결과 환자는 HNPCC라는 유전성 대장암 환자였어요. 이게 그 당시에 미리 진단됐다면 아마도 대장을 약 5분의 4 정도 떼어내는 수술을 했을 겁니다. 왜냐면 남아 있는 대장 전체에 이미 유전자 돌연변이가 있어, 상당히 대장암에 걸리기 쉬운 상태이기 때문입니다. 그때 5분의 4 정도를 떼어냈다면 2005년도에 새로 대장암이 생기는 일은 없었겠죠."

만일 그 당시 유전자 검사를 통해 이성구 씨가 유전성 대장암이라는 것을 발견했다면 재발의 위험성을 미연에 방지할 수도 있었다. 그러나 거기까지 가능성을 고려하지 못했기 때문에 이성구 씨의 대장에 새로

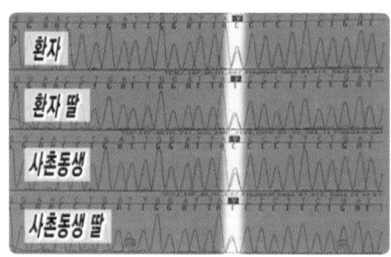
유전자 검사 결과, 네 사람 모두 똑같은 위치에서 돌연변이 유전자가 발견되었다.

운 암이 발병한 것이다.

이성구 씨의 대장암 유전자가 자식에게 유전될 확률은 50%다. 하지만 이 유전자를 가지고 있는 경우, 대장암 발생률이 80%나 된다. 이성구 씨는 불안한 마음에 과거에 대장암을 진단받았던 사촌과 함께 자녀들의 유전자 검사를 실시했다. 검사 결과는 다소 충격적이었다. 검사를 받은 4명 모두 똑같은 위치에서 돌연변이 유전자가 발견된 것이다.

하지만 당장 암이 발병한 것도 아니고 단순히 암 유전자만 확인된 경우라면 어떤 관리를 해야 할까? 삼성서울병원 진단검사의학과 김종원 교수의 이야기를 들어보자.

"대장암 유전자 이상이 있는 경우에는, 가족 내에서 가장 어린 나이에 암에 걸린 사람의 나이보다 열 살 적을 때부터 정기검진을 권하고 있습니다. 가령 40세에 발병했으면 자녀는 30세부터 정기검진을 받는 것이 좋습니다. 그런데 만약 한 가족 내에서 20대에 대장암이 발병한 사람이 있다고 하면 자녀들은 성년이 되기 전부터 미리 정기검진을 받는 것이 좋습니다."

이성구 씨의 딸은 마흔 여덟에 얻은 늦둥이다. 그래서 더 금지옥엽, 귀하게 키웠다. 눈에 넣어도 아프지 않을 딸에게 돌연변이 유전자를 전해주었다는 점 때문에 이성구 씨의 마음은 무겁다. 하지만 암을 키워 두 번이나 수술을 받았던 자신의 전철을 밟지 않도록, 미리 위험성을 깨우친 것으로 위안을 삼고 있다. 이성구 씨는 앞으로 딸에게 주의를 많이 시키고, 정기검진을 통해 조기에 암을 발견해 딸의 대장암을 100% 완치시키려는 계획을 가지고 있다. 유전자 검사를 받지 않았으면 모르고 지나칠 뻔했던 중요한 사건이었다.

전문의들은 가족 중 암환자가 있다고 해서 반드시 유전자 검사가 필요한 상황은 아니라고 말한다. 하지만 반대로 반드시 유전자 검사가 필요한 경우도 있다. 가족 중 암환자가 두 명 이상이거나 매우 젊은 나이에 암이 발생한 환자가 있는 경우, 여러 종류의 암이 재발이 아닌 원발성으로 발생한 환자가 가족 중에 있을 경우는 꼭 관련된 유전자 검사를 받아보라고 권유하고 있다.

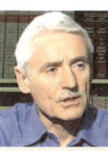

Doctor Says

암의 위험성을 높이는 돌연변이 유전자

어떤 사람들은 유전적으로 돌연변이 유전자를 물려받아 다른 사람들에 비해 암에 걸릴 위험성이 높다. 정상세포가 암세포가 되기까지는 6~10단계를 거쳐야 하는데, 유전적으로 문제가 있는 사람들은 그 단계가 짧아져 암에 걸릴 위험성이 더 높다. 따라서 이러한 사람들을 규명해내는 것이 매우 중요하다. 암 예방이나 조기진단과 관련된 상담과 치료를 더 효과적으로 할 수 있기 때문이다.

_리 하트웰 박사(미국 프레드허치슨 암연구센터장)

癌 중모색,

전쟁터에 나선 장수가 적에게 겁을 먹고 도망을 간다면 어떨까? 아무리 현대 의학이 발전했어도 치료를 받는 환자들에게 긍정적인 마음과 자세가 없다면 암과의 싸움은 해보나마나 한 싸움이 될 것이다. 암을 이기게 하는 마지막 한 조각의 퍼즐, 그것은 바로 눈에 보이지 않는 환자의 정신적인 힘이다. 나 자신은 물론 내 주변의 모든 것들을 사랑하고, 심지어 암까지 사랑하며 암을 이겨낸 사람들을 통해 긍정적인 힘이 암에 어떤 영향을 미치는지 살펴본다.

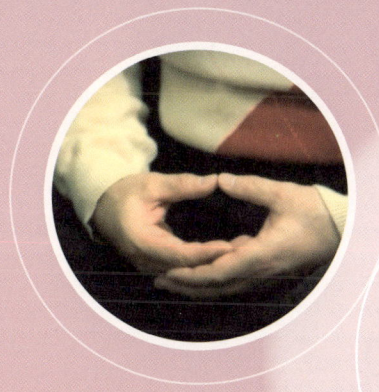

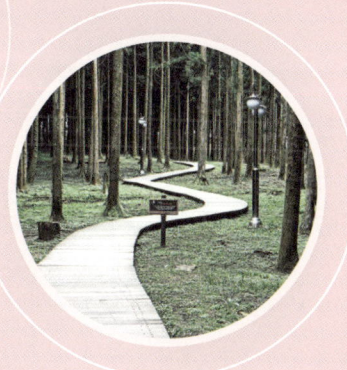

Part 04 긍정의 힘으로 암을 이긴 사람들

사랑해야 산다!

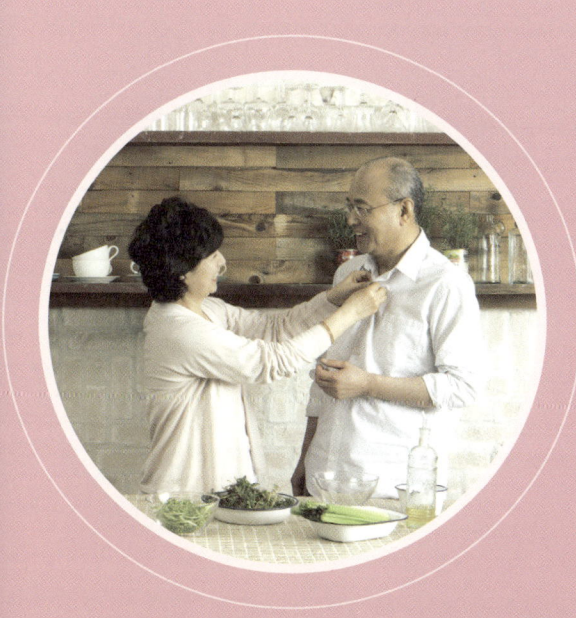

암을 이기려면
나를 사랑하라

　　　　　　　세상에는 암으로 시한부 삶을 선고받았지만
결국 암을 극복한 사람들이 많다. 그런 사람들을 만나 이야기를 들어보
면 그들은 대부분 암을 이길 수 있다는 강인한 의지, 쾌활한 성격과 긍
정적인 마인드, 암환자라는 사실을 잊게 할 정도의 평정심 등을 가졌다
는 공통점이 있다.

　　실제로 말기 고환암을 극복한 사이클
의 황제 랜스 암스트롱은 경기장으로 다
시 돌아가겠다는 팬들과의 약속을 지키기
위해 더 강인한 의지로 항암치료를 받았

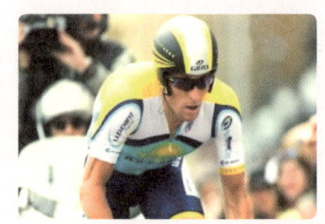

다고 말했다. 1987년 유방암으로 수술을 받았던 미국의 전 대통령 로널드 레이건의 부인 낸시 레이건 여사도 고령의 나이임에도 불구하고 활발하게 사회활동을 하며, 긍정적인 생각과 쾌활한 성격으로 건강한 노년의 삶을 보내고 있다. 이제부터 암을 극복한 사람들의 사례를 통해 암을 이길 수 있는 건강한 마인드 컨트롤 법에 대해 배워보자.

'암을 이길 수 있다'는
자신감을 가져라

김우석(67) 씨에게도 암은 아무런 예고 없이 갑자기 찾아왔다. 김우석 씨는 9년 전, 대장암 3기 진단을 받고 암 수술을 했다. 하지만 수술 후 지금까지 철저히 관리해온 덕에 재발과 전이 없이 건강한 생활을 해오고 있다. 흔히 암 완치의 기준이라고 말하는 5년을 넘어선 지 오래다.

김우석 씨가 대장암 진단을 받을 당시, 암은 이미 간까지 전이돼 있었고 의료진은 6개월 시한부 생명 판정을 내렸다. 하지만 김우석 씨는 그러한 결과에 흔들리거나 조급해하지 않았다고 한다. 수술 후 주변의 암환자들이 하나둘 세상을 떠나는 것을 보면서 김우석 씨는 변화를 시도했다. 단지 죽음에 대해 담담해지는 것만으로는 병을 이길 수 없다는 것을 알았기 때문이다. 나 자신을 믿으며 '살 수 있다'는 확신을 가지고 철저히 관리하지 않으면 언제 다시 암이 전이되거나 재발될지 모른다고 생각했다.

그래서 김우석 씨는 수술 후 생활습관을 모두 바꿨다. 일에만 매달리

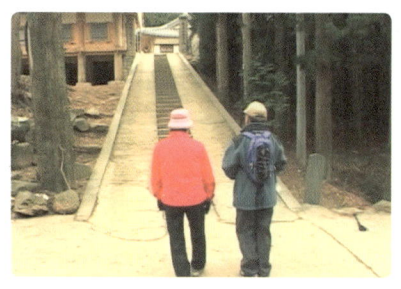

등산을 하는 김우석 씨 부부

는 대신 가능하면 친구들을 만나 많이 웃고 같이 어울리며 산을 올랐다. 그러면서 차츰 암환자들의 가장 무서운 적인 스트레스를 다스리는 법도 터득했다. 사람이 살다 보면 스트레스를 받지 않을 수는 없지만 김우석 씨는 문제가 생기는 순간 바로 해결되지 않으면 돌아서서 잊어버리려고 노력했다.

김우석 씨는 지금도 그러한 노력들이 황혼에 새롭게 시작된 제2의 삶을 누리는 밑바탕이 되었다고 굳게 믿고 있다. 그렇다면 과연 김우석 씨처럼 '살 수 있다'는 확신을 갖는 것이 암을 완치시키는 데 얼마만큼 보탬이 될까?

'살 수 있다'는 확신이 암환자들에게 있어 얼마나 중요한지 직접 증명해 보인 사람이 있다. 미국 펜실베이니아 주에서 암회복재단을 운영하고 있는 그렉 앤더슨 씨가 바로 그 주인공이다. 앤더슨 씨는 20년 전 병원에서 폐암으로 불과 한 달밖에 살 수 없다는 시한부 진단을 받았다. 이 경우 보통 사람이었다면 불안과 절망 속에서 한 달밖에 남지 않은 생을 쉽게 포기하거나 오히려 비이성적으로 행동했을지 모르지만, 앤더슨 씨는 달랐다.

앤더슨 씨는 자신을 쉽게 포기하지 않았다. 그는 암을 이길 수 있는 방법을 찾기 위해 국립암센터 LA지부에 암을 극복한 사람들의 연락처를 부탁했다. 이것을

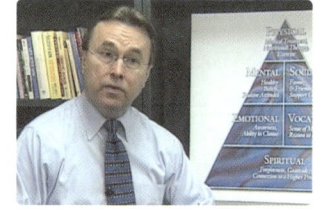

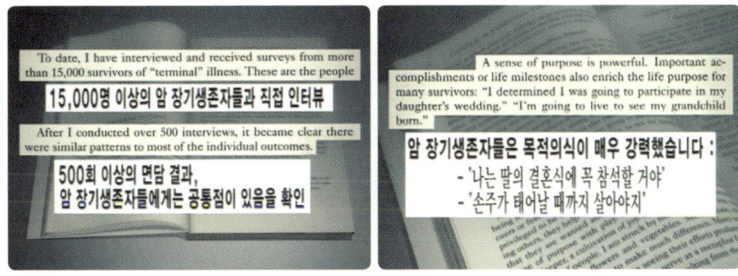

암을 이긴 암환자들은 모두 살 수 있다는 확신과 살아야 하는 뚜렷한 목적을 가지고 적극적으로 치료를 받았다. 긍정의 힘은 치료효과를 배가시킨다.

시작으로 앤더슨 씨는 무려 1만 5,000여 명의 암환자들을 인터뷰할 수 있었고, 500여 차례의 면담 끝에 암을 극복한 사람들 사이에 어떤 공통점이 있다는 사실을 알아냈다.

암을 이긴 사람들의 가장 큰 공통점은 '암이 곧 죽음은 아니다'라는 긍정적인 믿음이었다. 또 100명 중 96명이 자기 자신을 믿으며, '살 수 있다'는 확신을 바탕으로 적극적인 치료를 받은 것으로 나타났다. 그리고 무엇보다 그들에겐 '딸의 결혼식까지' 혹은 '손자가 태어날 때까지' 등 꼭 살아 있어야 한다는 뚜렷한 목적의식이 있었다.

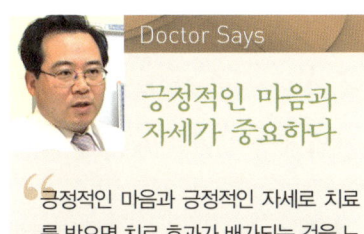

Doctor Says

긍정적인 마음과 자세가 중요하다

" 긍정적인 마음과 긍정적인 자세로 치료를 받으면 치료 효과가 배가되는 것을 느낄 수 있다. 놀라운 것은 어떤 환자들은 병에 걸리지 않은 사람보다 더 활발하고 더 건강한 생각을 하면서 살고 있다는 것이다. 심지어 '나는 유방암에 걸린 것이 오히려 잘됐다. 과거보다 훨씬 더 의미 있게 살고 있다.'고 말하는 환자도 있다.
_노동영 교수(서울대병원 유방센터)

앤더슨 씨는 비록 병원에서 한 달을 넘기기 힘들다는 시한부 생명 판정을 받았지만, 이들로부터 '살 수 있다'는 확신을 얻었고 결국 암과의 싸움에서 이겨 20년 이상 건강하게 살고 있다.

지긋지긋한 암의 고통에서 벗

어나고 싶다면, 먼저 김우석 씨나 그렉 앤더슨 씨가 그랬던 것처럼 '살수 있다'는 긍정의 힘을 가져야 한다. 나를 믿고 나를 사랑하는 긍정의 힘에는 기적을 부르는 놀라운 항암효과가 있기 때문이다.

명상으로
마음을 다스려라

경기도의 한 산중턱, 양광훈(60) 씨는 한겨울에도 매일 산에 오르며 땔감을 직접 준비할 정도로 건강하다. 이런 모습은 불과 1년 전만 해도 상상할 수 없는 일이었다. 양광훈 씨는 사실 암환자, 그것도 암이 세 번씩이나 재발한 환자이기 때문이다.

7년 전, 양광훈 씨는 직장암 3기 진단을 받고 종양 제거 수술을 받았다. 그러나 6개월 후 이번에는 암세포가 간으로 전이되었고 5년이 지난 후 또 다시 직장암이 재발했다. 그 과정을 거치면서 수술을 네 번이나 했다. 삶에 대한 강한 의지로 병마와 싸워왔던 양광훈 씨. 하지만 세 번째 재발에까지 이르자 마지막 희망마저 무너지는 것 같았다.

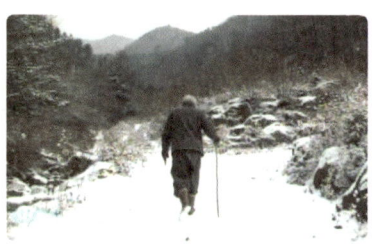 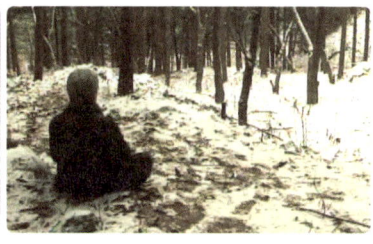

매일 산에 오르며 명상을 하는 양광훈 씨. 명상으로 불안감과 두려움, 조급증을 떨쳐낼 수 있었다고 말한다.

마음 둘 데 없던 양광훈 씨는 네 번째 수술을 마친 후부터 명상을 시작했다. 그는 시간과 장소에 구애받지 않고 언제 어디서든 명상에 잠긴다. 대부분의 암환자들이 그렇듯 암 치료 기간 동안 양광훈 씨도 심각한 불안감에 시달렸지만, 명상을 통해 자신을 괴롭히던 두려움, 조급증, 화 등 마음의 고통을 없애고 평온함을 유지할 수 있었다.

　오늘은 양광훈 씨가 병원을 찾는 날. 혹시 있을지도 모를 재발 암을 발견하기 위해 3개월마다 한 번씩 받는 정기검진이다. 양광훈 씨는 방사선치료를 끝낸 지 1년이 조금 넘었다. 명상을 통해 자신의 마음을 안정시켜온 양광훈 씨의 현재 건강 상태는 어떨까? 정기검진 결과 정상이었다. 3개월 전, 1년 전과 비교해보아도 종양은 안정되어 있었다. 과연 양광훈 씨의 생각대로 명상이 그의 암 치료에 도움이 된 것일까?

　미국의 마하리시 경영대학교 자연의학 예방연구소에서 명상을 한 사람 202명을 18년 동안 추적 조사해보았는데, 명상을 꾸준히 한 사람들은 명상을 하지 않은 사람들에 비해서 건강하고 오래 살았으며 특히 암으로 인한 사망률이 명상을 하지 않은 일반 사람들에 비해 49%나 적었다. 그래서 미국에서는 암의 치료 및 예방에 명상을 보완요법으로 활용하고 있다.

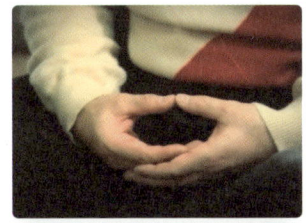

　몸과 마음을 가장 편안한 상태로 만들어주는 명상. 명상은 면역력을 강화시켜 암의 치료를 돕는다. 명상이 면역력을 높인다는 사실을 확인해보기 위해, 10년 이상 명상을 해왔고 지금도 일주일에 3회 이상 명상을 하는 명상 수련자 네 명의 혈액

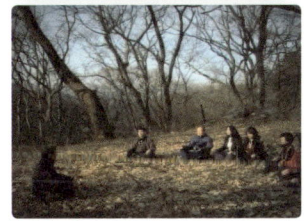

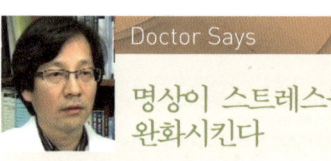

을 채취해 우리 몸의 면역세포인 NK세포의 혈중 활성도를 비교 측정했다. NK세포의 혈중 활성도를 측정한 결과, 명상 수련자 네 명 모두 일반인 평균에 비해 NK세포의 활성도가 높았다. 특히 명상을 20년 동안 계속해온 실험참가자는 일반인에 비해 NK세포 활성도가 두 배 이상 높았다. 자연살해세포라고 불리는 NK세포는 스스로 암세포를 찾아내 죽이는 대표적인 면역세포다. 암세포를 찾아낸 NK세포는 단백질 물질을 뿌려 암세포에 구멍을 내고 암세포를 팽창시켜 파괴하므로 암환자에게는 누구보다 든든한 지원군이다.

미국 위스콘신대학교에서도 이와 비슷한 실험을 한 적이 있었다. 명상을 하는 사람과 명상을 하지 않는 사람에게 독감 백신을 접종해 항체 변화를 알아보는 실험이었다. 검사 결과, 명상을 하는 사람이 그렇지

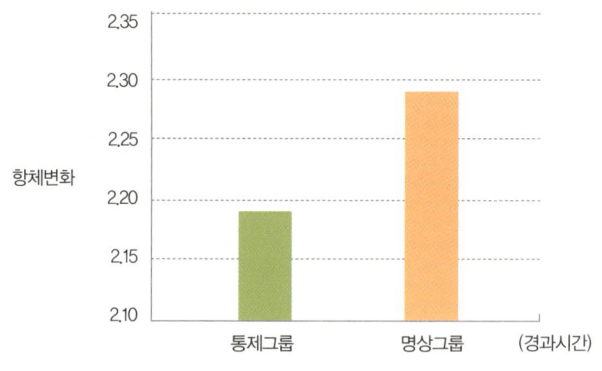

명상이 항체변화에 미치는 영향

않은 사람보다 더 많은 항체를 보유하고 있었다. 명상이 면역력을 향상시킨다는 사실이 입증된 것이다.

웃음을
사랑하라

개그 프로그램을 보고 한바탕 웃고 나면 답답했던 가슴이 뻥 뚫리듯 후련해지는 기분을 느껴본 적이 있을 것이다. 학자들의 연구에 의하면 크게 소리 내어 웃는 것만으로도 우리 몸의 면역세포는 긍정적인 영향을 받는다고 한다. 일본의 오사카대학교 의과대학에서 20명의 건강한 남성에게 75분간 코미디를 보여주고 웃음을 유도한 후 혈액 속 면역세포의 변화를 확인하는 실험을 한 적이 있다. 실험 결과, 놀랍게도 코미디를 보기 전보다 면역세포의 활성도, 즉 암세포나 바이러스를 잡아먹는 면역세포의 능력이 더 증가했다. 이처럼 웃는 것을 생활화한다면 암 치료에 확실한 도움이 된다.

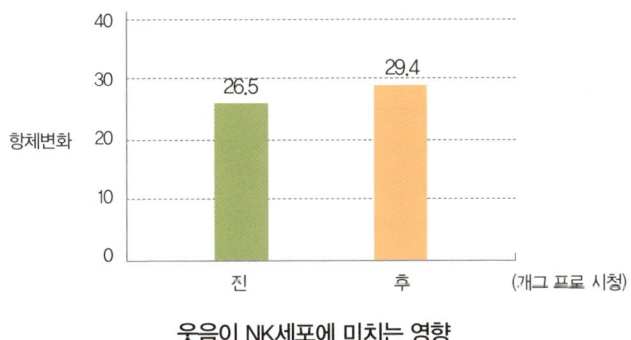

웃음이 NK세포에 미치는 영향

어느 날 갑자기 찾아온 유방암으로 고생한 김춘숙(58) 씨도 긍정적인 삶과 웃음으로 건강을 회복한 사례다. 유방암 수술 후 6개월에 걸친 여덟 번의 항암치료로 김춘숙 씨는 힘겨운 시간을 보냈다. 어떤 때는 너무나 고통스러워 그대로 하늘로 가고 싶다는 기도까지 했다고 한다. 하지만 암을 이길 수 있다고 믿으면서 모든 것을 긍정적으로 보는 연습을 했고, 종내에는 암환자라는 사실을 당당히 밝히며 친구들도 만나고 봉사 활동도 했다. 이제는 웃으면서 자신의 경험담을 들려주며 다른 유방암 환자들에게 용기를 줄 수 있는 여유도 생겼다.

　김춘숙 씨는 지금도 일주일에 한 번씩 병원에서 진행하는 웃음치료교실에 참석한다. 김춘숙 씨가 매사 긍정적이고 적극적인 생각을 갖기까지는 웃음치료교실을 비롯한 암환자들을 위한 프로그램이나 모임의 덕이 크다. 이같은 웃음치료교실이 긍정적인 이유는 같은 암을 갖고 있는 사람들끼리 웃고 떠들면서 서로의 고민을 공유하고 서로 의지하면서 여러 가지 정보도 얻을 수 있기 때문이다.

　실제로 재발성 유방암 환자들의 경우 일반적인 치료만 받은 환자들과 웃음치료를 포함한 정신적인 지지치료의 도움을 받은 환자들의 생

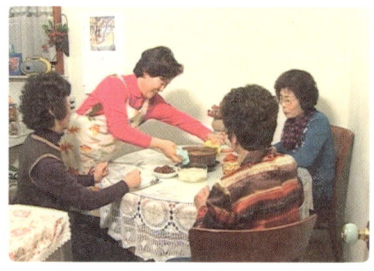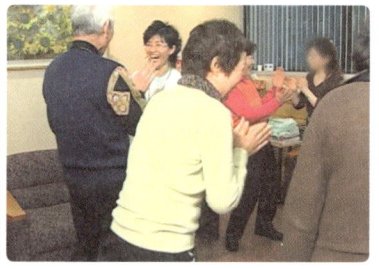

김춘숙 씨는 밝고 긍정적인 생활을 하며 일주일에 한 번씩 병원에서 진행하는 웃음치료교실에 참석하고 있다.

존 기간을 비교해봤을 때, 정신적 지지치료를 받은 환자들의 생존 개월 수가 그렇지 않은 환자들보다 두 배 가까이 길었다.

마음이 우울할 때 억지로라도 웃으면 기분이 점점 좋아진다. 처음에는 어렵겠지만 익숙해지면 아무렇지도 않은 일에도 웃음이 터져 나온다. 암까지 무릎 꿇게 하는 힘을 지닌 웃음. 이제부터 되도록 많이 웃어보자.

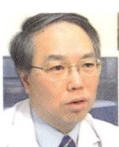

암환자와 화

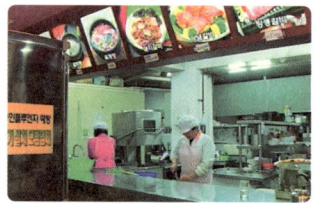

경기도 수원의 한 음식점에서 파를 썰고 있는 장옥규(53) 씨. 음식점을 운영하는 그녀가 하루 장사를 준비하고 있다. 지금의 장옥규 씨는 누구보다 건강하지만, 사실 그녀는 7년 전 갑상선암으로 인해 수술대에 올랐던 아찔한 과거가 있다.

"그때는 진짜 일주일 동안 음식점 밖을 나가본 적이 없어요. 일에 시달리고 또 사람한테 시달리고, 이러기를 한 20년 반복하다보니까 병이 왔던 거 같아요."

옆에서 그녀를 지켜본 남편도 "아내가 진짜 자기 몸을 아끼지 않고 1인 다역을 하다보니 암이 몸에 온 것 같다."며 그녀의 스트레스와 고초를 대변했다.

20여 년 동안 음식점을 운영하며 얻은 과로와 스트레스가 원인이 된 갑상선암. 하지만 수술을 받고 나서도 그녀를 둘러싼 주변 상황은 좋아지기는커녕 오히려 더 나빠졌다.

"나는 갑상선암 수술을 한 지 얼마 안 되서 몸은 피곤한데, 남편은 허리를 다쳐서 병원에 입원을 했어요. 이런 상황이 맞물려 돌아가니까 칼질을 하다가 나도 모르게 눈물이 났고, '내가 왜 이러지.' 이러면서 칼을 확 집어 던졌어요. 내 정신이 아닌 거 같았어요."

이러면 안 되겠다는 생각에 정신이 번쩍 든 그녀가 찾은 것은 암환자들을 위한 이완명상 프로그램이었다. 이완명상 프로그램은 암환자와 화의 관계에 주목한 아주대학교병원 방사선종양학과 전미선 교수가 10년 전부터 진행해 온 프로그램으로, 암환자들을 대상으로 치료와 병행하고 있다. 프로그램을 운영하고 있는 전미선 교수는 "사람들은 항상 긴장을 하고 살기 때문에 긴장을 이완하는 시간이 필요하다. 가장 기초적이고 중요한 것은 스트레스를 관리하기 위해 내가 어떤 생각을 하고 있는지 자기 자신을 들여다보는 연습이다."라고 말했다.

이완명상 프로그램에 참가했던 장옥규 씨는 프로그램에 참가하기 전에는 화를 참지 못했다. 화를 참지 못해 열이 40도까지 올라 병원 응급실을 한 달에 한 번 정도 찾았다. 그런데 이완명상 프로그램을 받고나서부터는 화를 다스리는 법을 알게 되어, 더 이상은 병원을 찾지 않는다고 한다.

암환자가 화를 다스리는 것이 치료에 얼마만큼 영향을 줄까? 암 발병 후 7년째, 이완명상 프로그램으로 화를 다스리는 법을 배운 장옥규 씨가 정기 검진을 위해 병원을 찾았다. 검진 결과, 장옥규 씨의 몸은 깨끗했다. 재발이나 전이도 없다. 장옥규 씨의 주치의인 전미선 교수의 이야기를 들어보자.

"이완명상을 해서 본인이 가지고 있던 막연한 화를 잘 다스리는 계기가 되고, 그 후에 더욱 적극적으로 활동을 하다보니 암도 재발할 가능성이 줄어든 거죠."

암환자가 화를 다스리는 것은 매우 중요하다. 화는 우리 몸을 해치는 무서운 파괴력을 가지고 있기 때문이다. 화가 나면 우리 몸은 공격이 필요한 상황이라고 판단하고, 전투태세를 갖추기 위해 본능적으로 근육을 먼저 수축시킨다. 이와 함께 땀이 나기 시작하며, 동공이 확대되고 호흡이 가빠지면서 심장박동도 빨라진다.

몸의 변화와 함께 우리 몸속에서도 교감신경계가 아드레날린과 같은 신경전달물질과 스트레스 호르몬을 분비하고, 혈액이 근육 쪽으로 몰리면서 혈압이 증가하고 혈당도 올라간다. 그로 인해 혈류의 움직임이 빨라지면서 심장박동도 빨라지고, 몸의 기능이 전투태세에 집중되면서 소화기관의 기능은 떨어진다. 화를 낼 때는 이런 작용들로 인해 다른 곳보다 심장과 혈관이 더 좋지 않은 영향을 받게 되고, 특히 암환자들은 약화된 면역체계로 더 큰 악영향을 받는다.

화가 불러오는 문제는 이것만이 아니다. 화를 자주 내면 뇌의 흥분성 신경전달물질이 만성적으로 증가해, 사소한 자극에도 교감신경계가 강한 흥분 반응을 일으키는 분노중독이 일어난다. 분노에 중독되면 뇌에서 세로토닌

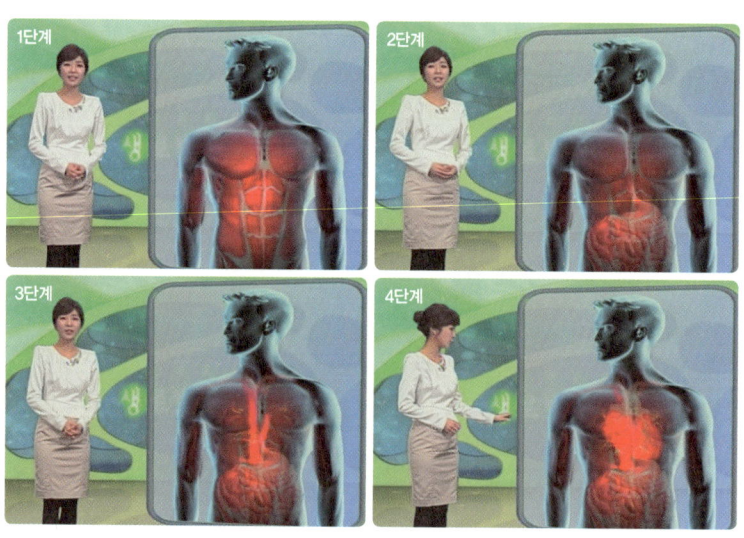

화가 날 때의 신체 변화
1단계-근육이 긴장한다. 2단계-소화기관 능력이 떨어진다. 3단계-혈관계가 영향을 받는다. 4단계-심장질환을 불러온다.

물질의 활성이 저하돼 우울증에 빠지기 쉽고, 충동적인 행동을 하는 등 심각한 상황이 연출된다. 급격한 비약일 수도 있겠지만 이런 상황에 다다르게 되면, 아무리 화타나 편작 같은 전설의 명의가 치료하고, 아무리 좋은 초현대식 기술의 치료가 동원되어도 암을 잡을 수 없게 된다.

그렇다면 이렇게 암환자들에게 치명적인 영향을 미치는 화를 지혜롭게 다스리려면 어떻게 해야 할까? 많은 전문가들은 화를 긍정적으로 다스리는 방법으로 운동, 음악이나 영화감상 같은 예술 활동, 그리고 종교 활동 등을 꼽는다. 이런 활동들이 스트레스를 해소하고 화를 다스리는 데 도움이 되기 때문이다. 하지만 운동을 하고 예술 활동과 종교 활동을 하는데도 불구하고 스스로 분노 조절이 힘들다면 전문가의 도움을 받아 약물치료를 병행하는 것이 좋다고 덧붙인다.

암을 치료하기 위해서는 식이요법과 운동, 적절한 치료와 함께 정신적인 힘이 중요하다. 여기에 한 가지 더 추가하자. 살면서 화를 내지 않을 수는 없다. 하지만 화를 다스리지 않는다면 암 치료에 악영향을 받는다는 사실을 잊지 말고, 오늘부터라도 내 몸속의 화를 현명하게 다스리는 지혜를 발휘하자.

가족과 이웃을
사랑하라

국립암센터의 연구에 따르면 암환자들은 암 진단 과정부터 시작해 여러 가지 검사와 치료를 받으면서 자기만 이런 고통을 받고 있는 것 같고, 세상에 혼자 있는 것 같은 외로움과 소외감 때문에 일반인에 비해 우울증 발생률이 다섯 배나 높다고 한다.

암과 싸우려면 환자의 체력, 정신력, 의료진, 장비 등 모든 것이 완벽하게 갖춰진 상태에서도 힘이 드는데, 환자가 외로움과 소외감으로 우울증을 앓고 있으면 해보나 마나 한 싸움이 될 것이다. 암과 싸워 이기려면 환자의 소외감과 우울증부터 떨쳐내야 한다. 이제부터 소외감과 우울증을 떨쳐낼 수 있는 방법에 대해 살펴보자.

배우자를
사랑하라

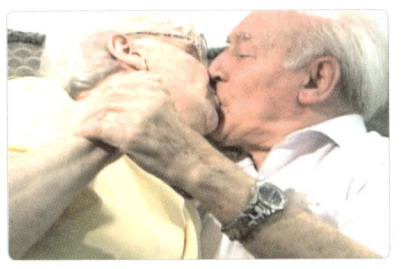

암을 치료하고 오래 살기 위해서는 현재 자신의 배우자를 사랑하는 것이 큰 도움이 된다. 눈에는 보이지 않는 부부간의 사랑, 과연 이것이 건강에 어떤 영향을 미치는지 자세하게 살펴보도록 하자.

미국의 케이스웨스턴리저브대학교 연구팀에서 결혼한 남자 1만 명을 대상으로 조사한 결과에 따르면, '당신은 배우자에게 사랑을 잘 표현하는 편이냐'는 질문에, '예'라고 대답한 남자들이 그렇지 않은 남자들에 비해 협심증이 발생할 확률이 절반 정도에 불과했다. 또 8,500명을 대상으로 5년 간 추적 조사한 결과, '아내가 나를 사랑하지 않는다.'라고 대답한 남자들이 '아내가 나를 사랑한다.'라고 대답한 사람들보다 위암을 불러올 수 있는 궤양의 발병률이 거의 세 배나 더 많았다. 두 연구 결과는 모두 배우자와의 사랑이 건강에 직접적인 영향을 미친다는 사실을 입증해준다.

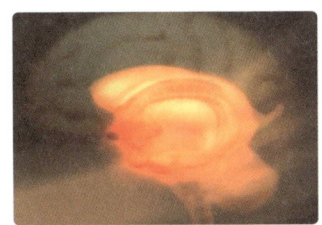

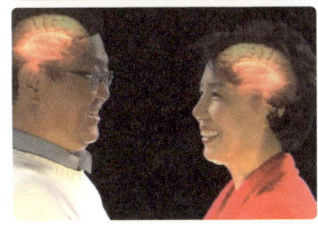

변연계의 공명 현상. 부부는 변연계 때문에 서로의 정서와 감정에 영향을 받는다.

그렇다면 내 곁에서 나와 세월을 함께 한 배우자와의 사랑에는 이떤 힘이 있을까? 10년, 20년, 30년 계속 오랜 세월을 함께한 부부는 뇌의 특정 부위를 통해 서로의 감정에 영향을 받는 '변연계의 공명(Limbic resonance)'이라는 현상이 일어난다. 이 변연계는 사랑과 행복, 미움과 분노 등 감정을 관장하는 부위인데, 부부들이 서로의 정서와 감정에 영향을 받는 것도 바로 이 변연계 때문이다.

그런데 연구 결과, 변연계는 부부의 정서와 감정뿐만 아니라 서로 간의 호흡, 심장박동, 혈압, 수면, 호르몬, 심지어는 면역기능 등의 생리적 균형까지도 주관한다고 한다. 이런 영향으로 오랜 세월을 함께한 부부는 한 사람이 아플 때, 다른 한 사람도 같이 아픈 감응 현상을 일으키기도 하는 것이다.

오랜 세월을 함께한 부부의 경우, 어느 한 쪽이 세상을 떠나면 남은 한 사람도 금방 세상을 떠난다는 세간의 이야기는 근거가 있다. 영국의 랭카스터대학교 심리학과 캐리 쿠퍼 교수의 연구에 의하면, 아주 오랜 시간을 함께해온 60대, 70대 커플의 경우 한 사람이 죽으면 다른 한 사람도 그 후 6개월 내지 1년 사이에 죽는 경우가 많고, 이럴 경우 사인은 대개 암이나 면역체계 약화에 따른 질병이라고 한다. 즉 사별로 인해 부부간의 변연계의 공명이 깨져 면역체계가 흐트러지는 것이 남은 한 사람의 죽음을 앞당기는 데 영향을 준다는 것이다.

암환자의 외로움과 고독은 암 치료에 치명적인 영향을 준다. 암이라는 두려운 질병을 극복하려

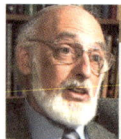

Doctor Says

장수하려면 가까운 사람들과 친밀하라

" 많은 사람들이 장수가 유전자에 의해 결정된다고 생각한다. 그러나 사실 유전자의 영향은 미미하다. 오히려 가까운 사람들과의 친밀한 관계가 더 중요하다. 배우자, 애인, 자녀, 친구, 형제, 부모 등 가까운 사람들과 공동체적 관계를 잘 형성하면, 더 오래 살고 더 건강하게 산다.
_존 고트만 교수(미국 워싱턴대학교 심리학과)

면 배우자를 사랑하고 배우자와 긍정적인 감정을 공유하는 것이 도움이 된다. 암은 혼자서 극복하는 것보다 사랑하는 사람과 함께 극복할 때 힘도 적게 들고 더 쉽게 넘을 수 있다. 일반인보다 우울증 발생률이 다섯 배나 더 높은 암환자들에게 배우자와의 사랑은 암을 치료하고 삶의 의지를 공고히 하는, 무엇보다 소중한 힘이다.

이웃을 사랑하라

김봉기(62) 씨는 지난 5월, 폐암이라는 진단을 받았다. 검사 결과, 김봉기 씨의 오른쪽 폐에서 5cm 정도의 종양이 발견된 것이다. 함께 왔던 부인과 딸도 충격으로 쓰러질 정도로 아무도 예상하지 못했던 결과였다. 그 후 김봉기 씨는 6주간의 항암치료와 7주간의 방사선치료를 받았다.

〈생로병사의 비밀〉 제작진은 김봉기 씨가 운영하는 회사에서 그를 만났다. 뜻밖에도 김봉기 씨의 사무실 한 편에는 전혀 어울리지 않을 것 같은 색소폰과 노래방기계, 그리고 아코디언까지 마련돼 있었다. 김봉기 씨는 폐암으로 힘든 상황에서도 노래연습을 하고 있있다. 사실 그는 장애인 시설이나 노인요양원에서 어려운 이웃들을

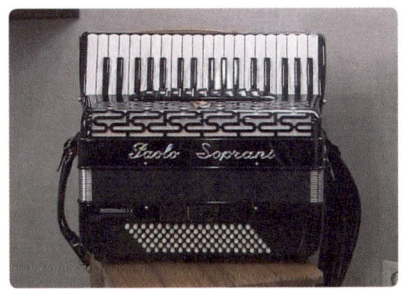

사무실 한 편에 마련된 아코디언

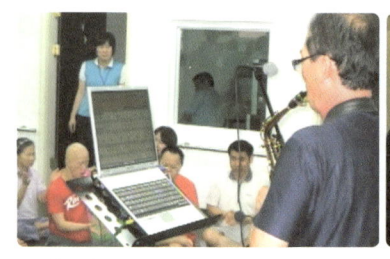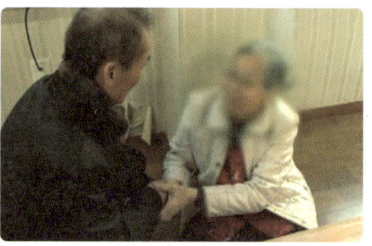

어려운 이웃을 위해 무료 공연을 하고 있는 김봉기 씨. 봉사활동은 암 치료에 긍정적인 영향을 미친다.

위해 무료 공연을 하고, 형편이 어려운 학생들에게 교복 값을 대주는 등 어려운 이웃들에게 사랑을 나누는 삶을 살아온 사람이다. 그런 그에게 갑자기 폐암이라는 뜻하지 않은 불청객이 찾아온 것이다.

암 진단 당시, 김봉기 씨는 삶이 연장되면 늘어난 삶으로 더 봉사하고 이웃과 더불어 살아야겠다는 생각을 했다고 한다. 그리고 항암치료가 끝난 후 자신의 약속대로 어려운 이웃을 위해 성금을 내놓았고 무료 공연도 계속 다니고 있다. 오늘도 김봉기 씨 부부가 공연을 위해 노인요양원을 찾았다. 할머니들을 친어머니처럼 살갑게 대하는 부부. 이곳은 돌아가신 어머니와의 마지막 추억이 있는 곳이기도 하다. 김봉기 씨의 모친은 5년 동안 노인요양원에 있다 세상을 떴는데, 그런 모친을 찾아다니면서 그때부터 악기도 배우고 봉사활동도 노인요양원으로 다니게 된 것이다.

정기 검사를 받기 위해 병원을 찾은 김봉기 씨. 검사 일주일 전부터 김봉기 씨는 입술이 바짝바짝 마르고 밤잠을 설쳤다. 자신의 몸 안에 있는 암세포가 어떻게 변했

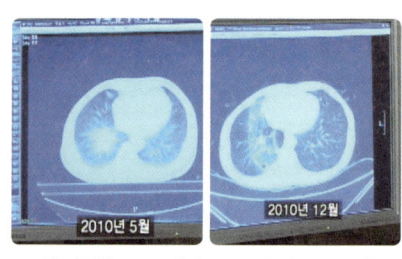

치료를 받고 5cm에서 1cm로 줄어든 암 종양

을까 두려워서다. 혹시나 암이 다 낫지도 않았는데 봉사활동을 다니면서 암세포가 더 늘어난 것이 아닐까 걱정하는 눈치다. 얼마간의 시간이 흐르고, 정기 검사 결과가 나왔다. 김봉기 씨의 얼굴에 화색이 돈다. 만족스러운 결과다. 치료를 받은 지 7개월 만에 5cm 크기의 종양이 1cm로 줄어든 것이다.

김봉기 씨는 건강이 더 회복되는 대로, 마음먹었던 봉사활동의

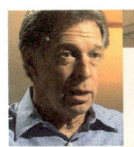

Doctor Says

봉사자들의 도취감

"돈이나 옷을 기부하는 대신, 낯선 사람들을 돕고 그 사람들과 개인적 교류를 나누며 한 달 평균 여덟 시간 정도 봉사활동을 하는 사람들은 그렇지 않은 사람들에 비해 스트레스를 훨씬 적게 받는다는 연구 결과가 있다. 그들은 왜 다른 사람을 도울까? 봉사활동을 하는 동안 아주 기분 좋은 감정을 느꼈기 때문이다. 우리는 이런 현상을 '헬퍼스 하이', 즉 '봉사자들의 도취감'이라고 부른다.
_앨런 룩스 박사('선행의 치유력(The Healing Power of Doing Good)' 저자)

더 큰 꿈을 실천하려고 한다. 자신의 건강이 좋아진 데에는 분명 봉사활동도 크게 작용했다고 믿고 있기 때문이다.

그렇다면 과연 봉사활동이 암 치료에 긍정적인 영향을 미친 것일까? 인제대학교 부산백병원 정신과 공보금 교수는 "웃음 치료란 게 있듯이 정신과 치료에서도 봉사를 권하는 경우가 있는데, 봉사는 자기 방어 기제 중에서도 가장 성숙한 방어 기제인 승화에 해당된다. 봉사가 면역력을 높였다는 직접적인 효과에 대해서는 이견이 있을 수 있지만, 지속적인 봉사를 통해 기분 좋은 자극을 계속 받으면 신체에도 긍정적인 영향이 초래된다."고 설명했다.

봉사활동만으로 암을 치료할 수는 없겠지만, 항암치료를 받는 과정에서 봉사의 기쁨과 웃음이 내 몸속의 암세포를 쫓아내는 데 긍정적인 영향을 미치는 것은 분명해진 셈이다.

같은 처지의
암환자를 사랑하라

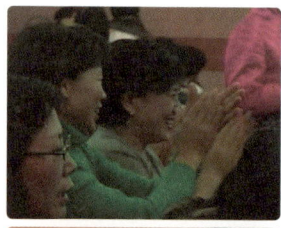

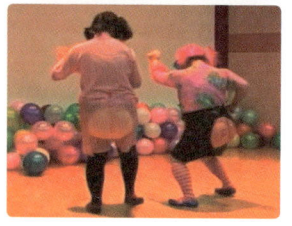

한 유방암 환우회의 모임 자리. 암과 싸우며 치료하는 과정은 그야말로 고통 그 자체라지만 여기 모인 사람들만큼은 그렇지 않아 보인다. 여기저기서 들리는 왁자지껄한 웃음소리, 노래를 부르면서 춤을 추는 모습 등 도무지 암을 앓고 있는 사람들의 모임이라고 볼 수 없을 정도로 흥이 넘친다.

이 모임은 매주 등산을 한다. 함께 등산 모임을 가진 지도 벌써 6년째. 매주 화요일마다 있는 산행이지만 늘 높은 출석률을 자랑한다. 산에 오르는 동안 서로의 아픔도 나누고 투병의지도 다지면서, 유방암에 적절한 치료법인 체중감량을 하기 위해서다.

다른 암에 비해 유방암은 비만과의 관계가 비교적 명확하다. 그렇기 때문에 유방암을 겪어본 환자들은 서로에게 체중관리의 중요성을 전파하면서 체중관리를 잘할 수 있도록 서로를 격려한다. 이들은 또한 등산 모임을 통해 각자의 항암식단을 공개하고 서로 체크하며 우수한 효과가 있는 식품을 권유하는 등 암에 대한 정보도 교환한다.

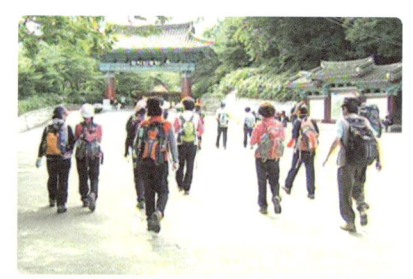

요즘은 온라인, 오프라인을 막론하고 각종 암환자협회나 암환자 소모임이 많다. 그중에는 환자

들에게 꼭 필요한 충실한 정보를 제공하는 모임도 있고 약을 팔기 위해 상업적으로 변질된 모임도 있다. 하지만 중요한 것은, 꼼꼼하게 잘만 고른다면 암과 싸워나갈 때 꼭 필요한 정보들을 얻을 수 있는 모임들이 많다는 것이다. 더군다나 같은 처지의 환자들끼리 서로의 고민을 공유하고 의지하면서 암을 극복할 수 있어 긍정적이다.

암환자들의 모임은 귀중한 정보와 따뜻한 격려, 암을 이길 수 있다는 자신감을 얻을 수 있는 소중한 곳이다. 같은 암을 먼저 겪어본 선배 환자들은 내가 앞으로 걸어갈 길을 먼저 걸어간 경험을 가지고 있다. 무작정 두렵고 떨린 암 치료의 길에서 헤매지 말고, 나보다 먼저 내가 가야 할 길을 걸어간 환자들에게 궁금한 점을 물어 알고 간다면, 두려움을 떨쳐낼 수 있을 뿐만 아니라 암이라는 산도 좀 더 쉽게 넘어갈 수 있을 것이다.

내 몸의 암까지도
사랑하라

얼마 전 연세대학교 세브란스병원에서 지난 2000년 암 진단을 받은 4,600명의 환자 중 절반이 넘는 51%의 환자들이 10년 이상 건강한 삶을 누리고 있다는 조사 결과를 발표했다. 현대식 치료법과 최첨단 장비들이 의료현장에 도입됨으로써, 불과 수십여 년 전만 하더라도 불치병으로 여겨지던 암이 수명이 다해 세상을 떠날 때까지 공존해야 할 만성질환이 된 것이다. 이렇게 장시간 암과의 동거가 늘어난 흐름 속에서, 암환자들은 어떤 마음가짐으로 치료를 받는 것이 좋을까? 이제부터 내 몸속의 암까지도 배려하고 이해한다는 사람들의 이야기를 통해, 암을 대하는 그들의 건강한 정신력을 배워보도록 하자.

암은
내 몸속의 세입자다

강남세브란스병원 수술실엔 팽팽한 긴장감이 흐른다. 오늘 유방암으로 수술을 받는 환자는 이제 겨우 서른한 살. 수술을 맡은 강남세브란스병원 유방암 클리닉 이희

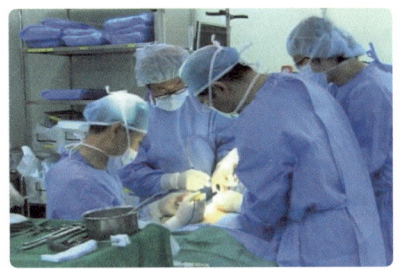

대 교수는 환자가 젊은 아가씨이기 때문에 될 수 있는 대로 유방을 보존해주려고 한다. 수술은 무사히 끝났고 이희대 교수의 오랜 경험과 섬세한 손길로 젊은 환자는 유방을 보존할 수 있게 되었다. 그제야 이희대 교수가 환한 웃음을 보인다.

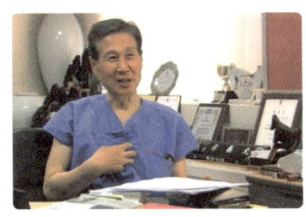

이희대 교수는 4기암을 앓고 있는 암 환자다. 그러나 오늘도 그는 암 전문의로서 암과의 전쟁, 그 최전선에 서 있다. 이 교수의 몸속에선 7년 동안 무려 열한 번에 걸쳐 암이 재발했다. 이희대 교수는 2003년 초 대장암 2기를 진단받았고, 그해에만 수술 두 번, 항암치료 두 번, 방사선치료까지 다섯 번에 걸쳐 사투를 벌였다. 대장암 수술을 받을 당시만 해도 이희대 교수는 큰 걱정을 하지 않았다고 한다. 암과 싸우는 암 전문의로서, 대장암 2기의 경우 수술만 잘 하면 열 명 중 여덟 명에서 아홉 명까지 완치된다는 것을 잘 알고 있었기 때문이다.

그런데 예상은 보기 좋게 빗나갔다. 6개월도 되지 않아 간과 뼈에 전

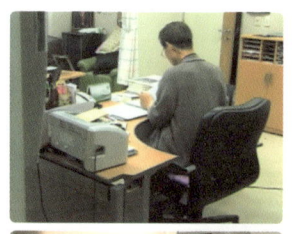
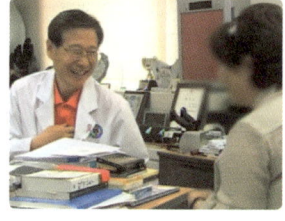

이가 발견되었다. 방심이 문제였다. 첫 수술을 받고 얼마 지나지 않아 이 교수는 병원 기획실장에 임명됐고 본인이 암환자라는 사실도 잊은 채 밤낮없이 일에 매달렸던 것이다. 뒤늦은 후회 속에 방황할 시간은 없었다. 마치 게릴라전을 연상시키는 복합적인 치료가 시작됐다. 골반 뼈의 암세포를 제거하기 위해 방사선치료를 하고 간으로 전이된 암세포를 제거하기 위해 항암치료와 수술이 병행되었다. 하지만 계속된 치료 속에서 이 교수의 체력은 점점 떨어졌고, 암세포들은 빠르게 증식했다.

급기야 2004년 3월에는 죽음을 준비해야 하는 마지막 상황에까지 다다랐다. 하지만 이대로 무너질 수는 없었다. 힘든 상황이 숱하게 찾아왔지만 그때마다 마음을 추스르며 치료를 이어갔고, 마침내 검사 결과가 정상으로 돌아왔다. 벌써 1년 넘게 아무런 치료를 받지 않았는데도 건강한 상태다.

골반 뼈에 전이된 암세포를 제거하는 과정에서 다리가 불편해진 이 교수는 지팡이를 짚고 암 병동을 누빈다. 암 병동에서 그는 살아 있는 전설로 통한다. 회진을 돌면 의사를 먼저 위로하는 환자들. 이 교수의 회진길에는 늘 웃음소리가 끊이지 않는다. 암환자들의 심정을 그 누구보다 잘 알기 때문이다.

이희대 교수가 암을 진단받은 지 벌써 7년. 이 교수는 자신의 몸속에 뿌리를 내리고 사는 암세포를 어떻게 보고 있을까? 이 교수가 암을 보는 첫 번째 시선은 일반인들의 예상을 완전히 빗나간다. 이희대 교수는 "암은 내 몸에 사는 세입자"라고 말한다. 방 한 칸을 전세준 것같이, 내가 아닌 남이 들어와서 살지만 조용히 말썽 없이 지내면 동거할 수 있는 존재로 암을 여기고 있는 것이다. 암도 적정한 정도의 크기면 우리 몸의 면역력만으로 적절히 억제하면서 같이 지낼 수 있기 때문이다.

이희대 교수가 암을 보는 두 번째 시선은 "암 말기는 없다. 4기 다음은 5기"다. 이 교수 본인을 봐도 4기 판정을 받았는데 현재까지 생존해 있는 것을 보면 얼마든지 5기로 갈 수 있다는 것이다. 이 교수를 찾아온 많은 환자들 역시 4기 암환자지만 몇 년 이상씩 살아 있다. 암이 재발하면 치료하면 되고, 또 치료될 수 있다고 말한다.

이희대 교수가 암을 보는 세 번째 시선은 "암환자는 절망감으로 죽는다."는 것이다. 암 때문에 죽는 건 그럴 수 있지만 대개 암을 빨리 퍼지게 하고 죽음에까지 이르게 하는 것은 절망이라는 중간 매개체라고 말한다. 암은 벗어나려고 발버둥치면 더욱 깊이 빠져드는 늪과 같기 때문에 나을 수 있다는 믿음과 의지를 가져야 한다고 강조한다.

암과의 오랜 동거로 암을 이해하고 긍정적으로 지내는 이희대 교수. 오늘도 암과 싸우는 암환자들에게 전하는 이 교수의 가장 중요한 메시지는 '암은 이길 수 있고, 컨트롤할 수 있다'는 믿음과 의지다.

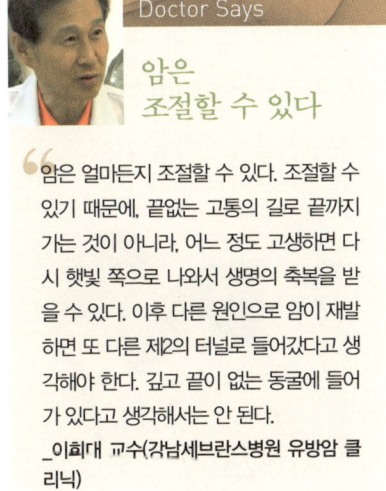

Doctor Says

암은
조절할 수 있다

"암은 얼마든지 조절할 수 있다. 조절할 수 있기 때문에, 끝없는 고통의 길로 끝까지 가는 것이 아니라, 어느 정도 고생하면 다시 햇빛 쪽으로 나와서 생명의 축복을 받을 수 있다. 이후 다른 원인으로 암이 재발하면 또 다른 제2의 터널로 들어갔다고 생각해야 한다. 깊고 끝이 없는 동굴에 들어가 있다고 생각해서는 안 된다.
_이희대 교수(강남세브란스병원 유방암 클리닉)

암과
친구처럼 산다

　암이 고혈압이나 당뇨병처럼 수명이 다해 세상을 떠날 때까지 공존해야 할 만성질환이라면, 과연 우리는 얼마나 오랜 기간 암과 공존할 수 있을까?

　일본의 치바 현 마쓰도 시에 살고 있는 이비인후과 전문의 오구라 쓰네코(60) 박사는 현재까지 무려 24년째 암과 싸우고 있다. 그녀는 유방에서 전이된 암세포들이 전신에 끊임없이 재발하는 다발성 전이암 환자로, 일본 내에서는 이미 많이 알려진 유명 인사다.

　오구라 쓰네코 박사가 처음 유방암을 진단받은 것은 1987년이었다. 그녀는 당시 세 살배기 딸아이가 스무 살이 될 때까지만 살게 해달라고 기도했다. 수술로 양쪽 유방을 모두 절제했음에도 불구하고 13년 만에 암이 재발했다. 유방은 물론 폐와 간, 늑골과 등뼈, 복부 림프절과 흉막, 그리고 뇌를 둘러싼 경막까지 암세포는 그녀의 온몸을 파고들었다. 가능한 치료법은 단 하나. 그녀는 일본에서 사용되는 거의 모든 종류의 항암제를 번갈아가며 투여했고, 지금까지도 항암치료를 계속하고 있다.

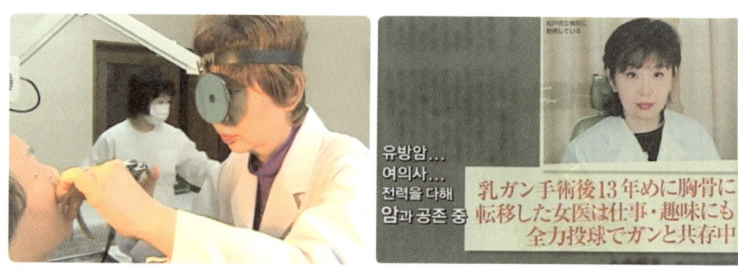

이비인후과 전문의 오구라 쓰네코 박사는 다발성 전이암 환자로 24년째 암과 싸우고 있다.

오구라 쓰네코 박사를 다시 만난 곳은 시내 중심가의 한 댄스스포츠 교습소에서였다. 젊은 시절부터 춤을 좋아했다는 그녀는 몇 년 전부터 본격적으로 댄스스포츠를 배우고 있다. 주변

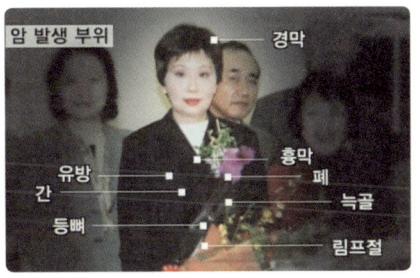
오구라 쓰네코 박사의 암 발생 부위

에서는 모두들 암으로 약해진 그녀를 걱정했고 그녀 스스로도 쉽지 않은 선택이었다. 실제로 등뼈에 전이된 암 때문에 꼭 보호대를 해야 하고 다리의 기능도 완전치 못하다. 하지만 무대에 선 그녀는 그 누구보다 자유로워 보였다. 몸은 제대로 스텝조차 디딜 수 없는 상태였지만 그녀는 지난 24년 동안 그래왔듯 절대 포기하지 않았다. 그 결과 실력도 점차 늘어 지난해에는 아마추어 댄스 대회에서 그랑프리를 수상하며 주변 사람들을 모두 놀라게 하기도 했다. 암을 진단받은 다음부터 자신이 진정 하고 싶었던 일을 찾아 더 적극적으로 살고 있다는 오구라 쓰네코 박사. 그녀의 한발 한발 내딛는 스텝 속에는 지치지 않는 삶의 열정이 흐르고 있다.

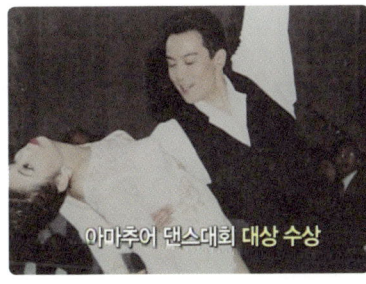
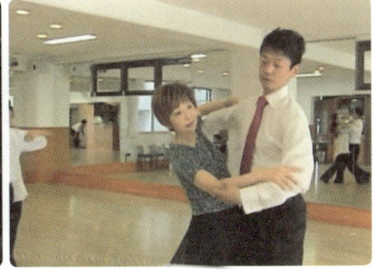

아마추어 댄스대회에서 그랑프리를 수상한 오구라 쓰네코 박사. 그녀는 오늘도 춤을 추며 삶을 즐기고 있다.

쓰네코 박사는 3개월에 한 번씩 마쓰도시립병원을 찾아 정기검사를 받으며 주치의와 치료법에 대해 상의한다. 최근에 복부 한가운데에서 통증이 느껴지는 상태가 계속됐는데, CT 촬영 결과는 예상과 다르지 않았다. 지난 번 검사를 받은 후 이제 겨우 3개월이 지났을 뿐인데 간에 전이되어 있던 암세포들이 눈에 띄게 커져 있었다.

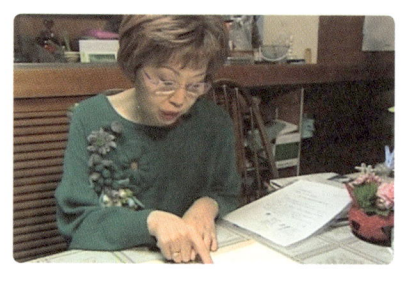

하지만 오구라 쓰네코 박사의 표정 속에선 별다른 동요를 찾을 수 없었다. 집으로 돌아온 그녀는 한동안 컴퓨터 앞에 머물러, 그녀가 직접 운영하고 있다는 〈오구라 쓰네코의 희망일기〉라는 인터넷 블로그에 글을 올렸다. 그러던 그녀가 갑자기 〈생로병사의 비밀〉 제작진에게 뭔가 보여줄 것이 있다고 했다. 그녀가 보여준 것은 죽기 전에 자신이 하고 싶은 일을 정리한 버킷리스트였다.

그녀의 버킷리스트에는 세월의 흔적이 가득했다. 버킷리스트의 첫 번째는 '딸아이가 스무 살이 될 때까지 사는 것', 두 번째는 '일주일에 세 권 이상 책을 읽을 것'이었다. 세 번째는 '1년 동안 영화를 100편 이상 영화관에서 볼 것', 네 번째는 '투병기를 쓸 것', 마지막 다섯 번째는 '아이들을 자유롭게 키우고 아이들이 좋아하는 것을 시킬 것'이었다.

암과 싸우기 위해 사는 것이 아니라, 암과 친구처럼 지내며 자신의 인생을 살기 위해 암과 공존한다는 그녀의 철학이 통한 것일까? 암이 발병한 날로부터 벌써 24년, 당시 세 살이던 딸아이는 스물일곱 살의 숙녀가 되었다. 이제 오구라 쓰네코 박사의 새로운 목표는 딸아이의 결혼식에 참석하는 일이다.

오늘은 박사가 일본 이비인후과 학회 세미나에 참석하는 날. 항암치료로 머리카락이 모두 빠졌지만 그녀는 부끄러워하거나 두려워하지 않는다. 오구라 쓰네코 박사는 살아 있는 오늘을 향해, 또 발걸음을 한발 힘차게 내딛는다.

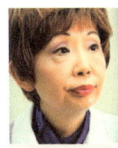

Doctor Says

21세기는 암과 공존하는 시대

"20세기가 암과 싸우는 시대였다면 21세기는 암과 공존하는 시대라고 한다. 나도 그렇다고 생각한다. 난 결코 암을 싫어하지도 않고 내 몸에서 생긴 것이기 때문에 증오하지도 않는다. 앞으로도 지금까지 그래온 것처럼 그저 친구처럼 사이좋게 걸어갈 생각이다.
_오구라 쓰네코 박사(일본 오구라의원 이비인후과)

KBS 生/老/病/死/
생/로/병/사/의 비밀